Cancers et reconstructions médico-chirurgicales à travers les siècles

Médecine à travers les siècles

Collection dirigée par le Docteur Xavier Riaud

L'objectif de cette collection est de constituer « une histoire grand public » de la médecine ainsi que de ses acteurs plus ou moins connus, de l'Antiquité à nos jours.
Si elle se veut un hommage à ceux qui ont contribué au progrès de l'humanité, elle ne néglige pas pour autant les zones d'ombre ou les dérives de la science médicale.
C'est en ce sens que – conformément à ce que devrait être l'enseignement de l'histoire –, elle ambitionne une « vision globale » et non partielle ou partiale comme cela est trop souvent le cas.

Dernières parutions

Xavier RIAUD, *Cowboys, Indiens et... dentistes. Une autre façon de voir le Far West*, 2024.
Patrick Albert POGNANT, *Joë Bousquet. Histoire d'un calvaire médical*, 2024.
Patrick Albert POGNANT, *Antonin Artaud. La mise en échec de la médecine*, 2024.
Pierre AUBRY et Bernard-Alex GAÜZÈRE, *Alexandre-Olivier Exquemelin. Chirurgien, flibustier et naturaliste. 1640-1717*, 2023.
Michel A. GERMAIN, *La lymphe. De l'Antiquité au XXIe siècle*, 2023.
Philippe MARRE, *Pr Jean-Michel Dubernard (1941-2021). Un chirurgien au service de l'Homme*, 2023.
Patrice PINET, *Louis Pasteur face aux médecins et aux chirurgiens*, 2023.
Sous la direction de Xavier RIAUD, *Au service de l'histoire de la médecine. 2006-2023. Anniversaire d'une collection éditoriale*, 2023.
Élisabeth CLEMENTZ-METZ, *Les lépreux en Alsace. Volume I : Marginaux, exclus, intercesseurs ?*, 2023.
Élisabeth CLEMENTZ-METZ, *Les lépreux en Alsace. Volume II : Documents*, 2023.

Michel A. Germain

Cancers et reconstructions médico-chirurgicales à travers les siècles

Préambule de Mathilde Gandar

Préface du Pr Francis Michot

L'Harmattan

Du même auteur

René Leriche, pionnier de la chirurgie vasculaire, Glyphe (éd.), Coll. Société, histoire et médecine, Paris, 2008. **Prix Littré, 2010**.
La microchirurgie dans le monde, Glyphe (éd.), Coll. Société, histoire et médecine, Paris, 2011.
L'épopée des gants chirurgicaux, L'Harmattan (éd.), Coll. Médecine à travers les siècles, Paris, 2012.
Alexis Carrel, un chirurgien entre ombre et lumière, L'Harmattan (éd.), Coll. Médecine à travers les siècles, Paris, 2013.
Musiciens célèbres malades. Pourrait-on les sauver aujourd'hui ?, L'Harmattan (éd.), Coll. Médecine à travers les siècles, Paris, 2013.
Les tables d'opération, de l'Antiquité à nos jours, L'Harmattan (éd.), Coll. Médecine à travers les siècles, Paris, 2016.
Frédéric Chopin (1810-1849), un musicien de génie atteint d'une maladie rare, la mucoviscidose, L'Harmattan (éd.)., Coll. Médecine à travers les siècles, Paris, 2018.
Les sarcomes osseux chez l'enfant : une longue histoire, L'Harmattan (éd.)., Coll. Médecine à travers les siècles, Paris, 2018.
Médecines antiques des Romains et des Germains : confrontation et analyse, L'Harmattan (éd.), Coll. Médecine à travers les siècles, Paris, 2020.
La reconstruction du nez. Une longue histoire chirurgicale, L'Harmattan (éd.), Coll. Médecine à travers les siècles, Paris, 2021.
Guérir du lymphœdème ; Histoire et avancées médicales (coécrit avec Mme Corinne Becker), L'Harmattan (éd.), Coll. Médecine à travers les siècles, Paris, 2022.
La lymphe. De l'Antiquité au XXIe siècle, L'Harmattan (éd.), Coll. Médecine à travers les siècles, Paris, 2023.

En accord avec l'auteur, le nombre de ses ouvrages tenant sur plusieurs pages, nous nous sommes contentés de ne citer que ses livres relatifs à l'histoire de la médecine.

5-7, rue de l'Ecole-Polytechnique, 75005 Paris
http://www.editions-harmattan.fr
ISBN : 978-2-336-46663-7
EAN : 9782336466637

Préambule

La prise en charge du cancer est une problématique essentielle pour les malades et notre société. Aujourd'hui, les cancers touchent environ 11,5 % de la population. Les manifestations, associations et Fondations se multiplient pour faire avancer la recherche et sensibiliser la population.
Le Pr Michel Germain, éminent chirurgien, historien de la médecine, écrivain et auteur de nombreux ouvrages, défend ici ce que l'on peut et doit faire pour le cancer. La richesse et la pertinence de ce récit ne reposent pas seulement sur ses compétences médicales et scientifiques, mais également sur une réflexion psychothérapeutique, soulevant une dimension humaine peu commune.
Cet ouvrage traite du langage du corps : la reconstruction du corps par le corps. Le Pr Michel Germain nous parle ici de l'exérèse carcinologique associée à une reconstruction complète sans être dévastatrice, à partir de lambeaux ou de transferts, prélevés directement sur le patient, donc sans risque de rejet.
Une grande partie de son ouvrage est également dédiée aux femmes et au cancer du sein. Il est inconcevable pour le Pr Michel Germain de pratiquer l'exérèse partielle ou totale du sein en laissant un creux. Les techniques chirurgicales ont largement évolué au cours de ces dernières décennies, dans le but d'être les moins invasives possibles et minimiser leur impact sur le patient.
À l'heure actuelle, une reconstruction immédiate du sein doit être réalisée.
La lecture de ces chapitres fut une grande découverte tant par l'élaboration des différentes techniques de chirurgie liée au cancer, des différentes techniques de reconstruction et de l'aspect émotionnel, et psychologique du patient.
Je remercie très chaleureusement le Pr Michel Germain de la confiance qu'il m'accorde et profite de l'écriture du préambule pour lui exprimer toute ma reconnaissance. En effet, ce livre montre ce que l'on peut et doit faire pour le cancer : pratiquer une exérèse carcinologique avec une reconstruction complète, sans être dévastateur.

On peut rappeler « l'opération commando », décrite et utilisée par les chirurgiens canadiens en 1944, qui comportait l'exérèse d'un hémivisage sans reconstruction, ceci pour soigner et sauver les très nombreux blessés lors du débarquement en Normandie.
Les lambeaux ou transferts (transplants prélevés sur le corps, donc sans possibilité de rejet) doivent être connus et utilisés afin de restaurer une fonction, une morphologie et une qualité de vie de bonne qualité.
À propos des femmes et du cancer du sein, il est beau de voir que la santé des femmes est constamment une priorité pour les chirurgiens. Lorsqu'elles nécessitent l'exérèse du sein, partielle ou totale, en laissant un creux, c'est affreux ! C'est inconcevable ! À l'heure actuelle, une reconstruction mammaire immédiate (RMI), en un temps, durant la même séance opératoire, doit être réalisée impérativement (Ex. : Mme Angelina Jolie, actrice américaine dont la génétique a montré un risque élevé de cancer génital (sein, utérus, ovaire) qui s'est fait opérer (mastectomie totale, bilatérale, hystérectomie et ovariectomie avec reconstruction mammaire immédiate). Elle a écrit à ce sujet de très nombreux articles dans les revues féminines).
Nous disposons, en plus des instruments chirurgicaux, de deux techniques fondamentales : le doppler pré, per et postopératoire, et la microchirurgie. Restaurer une bonne qualité de vie aux opérées et leurs féminités sont les deux missions que cet ouvrage s'est modestement données.

Mathilde Gandar
Professeur de violon
Concertiste professionnelle
Diplôme d'État : violoniste concertiste

Préface

Depuis une quinzaine d'années et la publication d'une cinquantaine de livres, Michel Germain a parcouru des sujets chirurgicaux inédits mêlant la vie de grands chirurgiens, la musique et les musiciens, l'histoire et les progrès de la chirurgie à travers les siècles. Ce nouvel opus sur les lambeaux et transplants dans la chirurgie de reconstruction des cancers s'inscrit dans la continuité de sa réflexion chirurgicale, témoignant de sa vivacité et de son mûrissement. Il se veut une anthologie de l'authentique aventure de la microchirurgie à travers une œuvre collective d'experts en la matière, de son origine il y a 80 ans jusqu'aux techniques actuelles les plus abouties. Si l'idée de lambeau musculaire et musculo-cutané naît avec le XXe siècle, ce n'est que dans sa seconde moitié qu'elle prend son envol grâce à l'apport déterminant de la microchirurgie incarnant le développement de nouveaux concepts chirurgicaux rapidement incontournables dans la plupart des spécialités chirurgicales. Ces techniques innovantes illustrent les progrès de la chirurgie, confirment que la créativité reste la clé du progrès chirurgical par ailleurs inséparable des progrès de l'industrie (microscopes toujours plus puissants, instruments et fils toujours plus fins, et performants). Michel Germain a cette qualité si précieuse d'imaginer le progrès et de comprendre l'avenir. Pionnier de la microchirurgie, il se rend dès les années 1970 aux États-Unis pour s'imprégner de ces nouvelles techniques et les développer en France.

Les premiers chapitres du livre relatent l'histoire du cancer à travers les siècles depuis l'Égypte antique, cherchent à en percevoir les causes et retracent les grandes étapes du traitement du cancer avec le développement de la radiothérapie, de la chimiothérapie, de l'immunothérapie. Ils font le lien entre les rôles respectifs du chirurgien et du médecin dans la prise en charge du cancer. Ils rapportent l'histoire et le développement de la microchirurgie, et des transplants tissulaires.

S'appuyant sur son énorme expérience de plus de mille transplants tissulaires réalisés, Michel Germain insiste sur l'impérieuse nécessité d'un entraînement régulier, sur l'importance de cette étincelle qui permet la découverte de l'idée à l'origine du progrès. Il souligne que l'expérience clinique, aussi importante soit-elle, est incomplète sans le travail de recherche au laboratoire.

Après avoir précisé la place des explorations d'imagerie (tomodensitométrie, imagerie par résonance magnétique et tomographie par émission de positrons dont les indications et les résultats attendus pour guider la chirurgie reconstructrice sont maintenant bien codifiés), la seconde partie de l'ouvrage présente les différents lambeaux : delto-pectoral, pédieux, axillaire, cervical, puis décrit les différentes techniques chirurgicales déclinées selon les organes et les spécialités chirurgicales (pharyngo-laryngectomie totale circulaire en ORL, reconstruction pelvienne et périnéale après exentération pelvienne en chirurgie digestive, reconstruction des membres supérieur et inférieur par transplant osseux vascularisé en chirurgie orthopédique, reconstruction du sein après mammectomie).

Conscient de l'importance du partage de la connaissance et de la transmission du savoir, le dernier chapitre du livre est consacré à l'enseignement formalisé par le diplôme universitaire de microchirurgie créé par l'auteur. La qualité d'une technique chirurgicale suppose en effet sa reproductibilité assurant sa diffusion, garante de sa pérennité.

Ce livre a une double dimension : dimension technique oncologique montrant la capacité à reconstruire des régions anatomiques et à permettre des exérèses larges R0 ; dimension humaine donnant au patient une bonne qualité de vie dans ses différents aspects familiaux, sociaux et professionnels.

Par la clarté de sa présentation, la précision et la richesse de la description des techniques chirurgicales, ce livre deviendra très vite un ouvrage de référence sur les lambeaux et les transplants dans la chirurgie reconstructrice du cancer. Il sera indispensable aux internes en chirurgie de toutes spécialités, dans leur formation initiale, et au chirurgien confirmé dans l'actualisation, et la mise à jour de ses techniques opératoires.

Professeur Francis Michot
Professeur émérite des Universités
Membre de l'Académie nationale de médecine

Avant-propos

Avec perspicacité et rigueur, ce livre se veut une anthologie de l'aventure authentique de la microchirurgie. Il réalise la gageure d'orchestrer pour le quatre-vingtième anniversaire de cette pratique une œuvre collective des experts en la matière.

Il ne s'agit pas d'un livre de techniques chirurgicales, mais d'un document sur l'histoire vécue de la microchirurgie qui commence officiellement en 1960 avec Jules Jacobson réalisant la première opération sous microscope opératoire. Il a inventé le mot « microsurgery ». Après l'étonnement dubitatif de la communauté chirurgicale, la microchirurgie connaît ses heures de gloire vers 1970.

Étant chirurgien de reconstruction, j'ai dû franchir plusieurs étapes. Grâce à l'influence de mes maîtres, j'ai appris qu'un chirurgien doit d'abord être un opérateur rigoureux. Mon véritable maître a été le Pr Marcel Roux, chirurgien à Paris. C'est lui qui m'a donné le goût de la recherche chirurgicale. Il m'a confié la direction du chenil de l'hôpital de Vaugirard à Paris. Nous avons publié ensemble cette activité à l'Académie nationale de médecine en 1978. Cela y a été mon premier papier.

À mes yeux, la chirurgie est assez proche de la musique, car il existe une grande similitude dans la démarche.

En quelque sorte, c'est le Pr Roux qui m'a appris le solfège, puis à jouer de l'instrument, je veux dire du bistouri. J'aurais voulu rester toujours son assistant. Je pense à lui encore aujourd'hui.

J'étais à cette époque un soliste. Et puis, le temps de ma thèse est venu, puis celui de mon mémoire de médaille d'or d'internat. Je n'ai pas eu cette dernière, je n'ai obtenu que la médaille d'argent. J'ai appris ensuite ce qu'était la recherche.

Mon patron m'a permis d'avoir une petite unité de chirurgie, de microchirurgie et un laboratoire, certes petit, mais dynamique. De soliste, je suis devenu compositeur. Au départ, j'étais seul, donc simple musicien, opérant au gré des demandes, tantôt à l'hôpital Boucicaut à Paris, tantôt à l'Institut Gustave Roussy, puis à l'Hôtel-Dieu de Québec, au Canada.

Mon souci a été alors de constituer une équipe. J'ai formé des élèves, deux, puis trois, puis vingt. Chacun d'entre eux était presque incapable de s'épanouir seul. Mais, leur union a permis la constitution une équipe d'une puissance extraordinaire. Comme d'autres auparavant, j'ai eu cette idée de l'immense force que donne un groupe dans lequel on travaille. Nous avons formé ensemble un orchestre. J'ai dirigé cette équipe.
De compositeur, je suis devenu chef d'orchestre.
J'ai travaillé avec une équipe qui avait le même enthousiasme. Tout cela était si nouveau. Les problèmes étaient gigantesques, nous étions jeunes. En réalité j'ai ouvert un domaine de la microchirurgie : la microchirurgie digestive.
Je ne crois pas aux termes de hasard et de chance, et je pense que l'innovation dans la chirurgie vient d'une nécessité. C'est ainsi que s'est imposée l'idée d'écrire un livre sur le cancer, les lambeaux et les transplants. En effet, il existe peu d'ouvrages en langue française sur le sujet et peu traitent à la fois de l'exérèse, et de la reconstruction.

Ce livre comporte deux parties :

. Médecine d'hier ;
. Médecine d'aujourd'hui.

L'introduction raconte mon histoire chirurgicale et établit le plan du livre.

- La médecine d'hier.

L'historique concernant le cancer est impressionnant. Celui-ci débute dans l'Antiquité. Les principaux auteurs sont répertoriés ainsi que leurs travaux. L'Europe a été pionnière en la matière, bien que l'affection soit mondiale. Les principaux lambeaux utilisés sont énumérés : tous ont été utilisés par l'auteur. Plusieurs intervenants cités dans le texte ont présenté des lambeaux originaux et leur expérience. Les transplants tissulaires autologues, donc où il n'y a pas de rejet, sont aussi évoqués. Soixante-dix transplants ont été décrits dans la littérature médicale. Cependant, cinq ou six transplants doivent être connus par les jeunes chirurgiens : ils répondent à la très grande majorité des indications. Ils concernent la peau, les muscles, les os, les vaisseaux, le tube digestif.

- La médecine d'aujourd'hui.

La deuxième partie concerne les cancers : leur fréquence, leur siège, les types histologiques. Les applications des lambeaux et des transplants pour reconstruire les patients, après une désescalade des exérèses, sans être dévastateur et en restant R0 sont expliquées. L'enseignement également est détaillé.

Guérir des malades, leur redonner espoir, les aider à se reconstruire d'une vie blessée par les traitements, leur permettre une reconstruction réussie et belle.

C'est un véritable message d'espoir donné aux malades !

Médecine d'hier

L'Antiquité

par le Pr Michel A. Germain & le Dr Xavier Riaud

« L'étude du cancer se nomme oncologie » précise Anyama Mandal. Les cancers sont connus par l'humanité depuis des époques antiques. Le cancer est une maladie aussi vieille que le genre humain. Le cancer débute quand les cellules dans une partie du fuselage commencent à se décompenser et deviennent incontrôlables. Plusieurs différentes parties du fuselage commencent à se développer hors de contrôle. Et elles peuvent être affectées par le cancer.

Les références les plus anciennes sur le cancer sont trouvées parmi les tumeurs osseuses fossilisées dans les momies humaines en Égypte antique. Des manuscrits antiques les évoquent. Des traces d'ostéosarcomes sont décelées dans des ossements datés du Néolithique. La destruction osseuse d'un crâne dans le cancer de la tête a été observée.

Si plusieurs tumeurs osseuses du squelette datant de la préhistoire ont bien été découvertes, celles-ci n'ont pas fait l'objet d'études scientifiques. Elles ont simplement été rapportées et ne peuvent être considérées comme des sarcomes. Ce n'est qu'à une phase plus tardive de la période dite de « pré-contact », qui est la période antérieure à la colonisation du continent américain par les Européens, que l'on trouve des squelettes présentant d'authentiques sarcomes.

Ainsi, le squelette d'une jeune femme, daté de cette période, c'est-à-dire bien avant 1450 de notre ère a été découvert sur la côte est de l'île d'Oahu à Hawaï. Elle présente un ostéosarcome de la métaphyse distale d'un fémur, étudié par les scientifiques (radiographies, IRM et histologie en particulier). Peu de renseignements sont documentés par la suite. Des tumeurs osseuses sont bien réséquées, avec ou sans amputation du membre, sans donner lieu à des rapports particuliers.

Bien que le mot de cancer n'ait pas été employé, la description la plus ancienne de la maladie s'est faite en Égypte et date d'environ à 3 000 ans av. J.-C. dans les pyramides égyptiennes.

On parle également du cancer sur des tablettes recouvertes de caractères cunéiformes de la bibliothèque de Ninive, sans citer le

mot. On le rencontre encore lors de la découverte de monuments funéraires étrusques ou sur des momies péruviennes.
Des cancers sont décrits dans des textes égyptiens (papyrus Ebers). La notion de cancer est retrouvée dans le papyrus d'Edwin Smith. C'est le plus ancien texte connu à ce jour. Il daterait de l'ancien Empire égyptien et serait attribué au grand prêtre d'Héliopolis et Premier ministre du roi Djoser vers 2 800 ans avant notre ère.
Éric Barthélemy précise : *« Les maladies cancéreuses existaient déjà il y a 4 000 à 5 000 ans, comme en témoignent les travaux réalisés sur les momies de l'Égypte pharaonique ».*
Il convient de citer l'observation rapportée par Granville en 1825. La dissection d'une momie de l'époque ptolémaïque lui permet de découvrir une masse tumorale englobant l'ovaire et le paramètre droits avec des stigmates d'épanchement ascitique, et une augmentation de volume de l'utérus. Mais, à cette époque, la médecine archaïque s'enracine dans une pensée surtout magique alors qu'il existe des progrès notables tels que les observations et les réalisations techniques. La notion de malignité n'existe pas.
L'art médical des Égyptiens a été étudié grâce aux papyrus. Ebers et Smith ont montré à l'évidence qu'aucune différence claire n'est faite entre les tumeurs qu'elles soient bénignes ou malignes, avec les processus inflammatoires, les hernies, les anévrismes veineux ou artériels. Un geste thérapeutique peut être dangereux et il peut aggraver l'évolution de ces formations tumorales. Aussi, dans ces cas, l'abstention est préférable. Cette attitude s'est appliquée souvent à des affections cancéreuses.
En restant attachée à ses caractéristiques, cette médecine archaïque n'a jamais conduit à une théorie pathogénique dans ce domaine de la pathologie tumorale. Aucun document connu n'en porte la trace. Au Ve siècle avant notre ère, aucun document connu n'en porte la trace en particulier sur le cancer.

. Hippocrate

Ces notions de tumeur sont liées à Hippocrate (460-370 av. J.-C.). Celui-ci est né à Cos. Il a su délivrer la médecine de son époque des influences religieuses et philosophiques qui en paralysaient le développement. Il a su utiliser une méthodologie rigoureuse. Le raisonnement ne doit plus précéder l'observation : il doit s'appuyer sur elle. Il convient d'isoler un groupe de maladies caractérisées surtout par leur volume, l'aspect irrégulier et la riche vascularisation, la longueur de leur évolution et la difficulté à les traiter. Ces masses tumorales reçoivent le nom de carcinome et leur aspect ressemble parfois à celui du crabe. Déjà, Hippocrate a décrit les tumeurs de la peau, celles du rectum, celles du sein et celles de l'utérus. Il adopte une théorie humorale, celle-ci est inspirée de Pythagore et c'est la base de toutes les conceptions physiopathologiques de l'époque. C'est la première formulation de la genèse et du développement des cancers.

Il a décrit quatre humeurs : sang, pituite, bile jaune et bile noire.

Leur équilibre concourt au bon fonctionnement de l'organisme.

La bile noire, ou atrabile, si elle est en excès, détermine la genèse du processus tumoral. Lorsque Hippocrate a disparu, la médecine connaît une longue période de stagnation. Et aucun progrès ne sera fait avant le début de l'ère chrétienne.

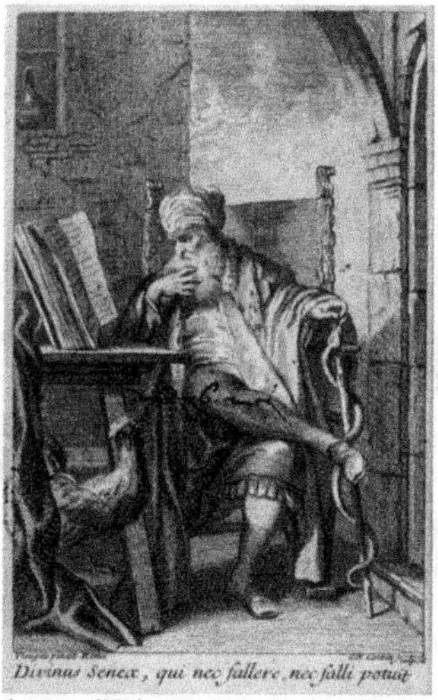

Les aphorismes d'Hippocrate. Paris : D'Houry, 1727,
© BIU Santé (Réf. CICL02125).

. *Celse*

Celse reprend la description des maladies tumorales. Il a le mérite de reconnaître différents stades dans le développement local des tumeurs et il essaie de les cataloguer. Il classe ainsi les tumeurs graisseuses, les fibromes, les tumeurs encéphaloïdes qu'il appelle stéatomes. Il essaie avec difficulté de distinguer les tumeurs vraies et les processus inflammatoires, mais il n'y arrive pas. Surtout, il n'apporte aucune modification à la théorie humorale d'Hippocrate.

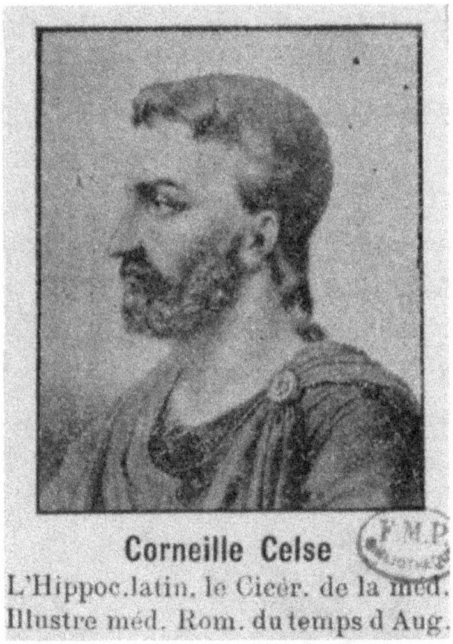
Corneille Celse
L'Hippoc.latin. le Cicer. de la méd.
Illustre méd. Rom. du temps d Aug.

Celsus, Aulus Cornelius (25 av. J.-C. - v. 50),
© BIU Santé (Réf. CIPA0213).

Il écrit *De Artibus*, ouvrage aujourd'hui disparu, qui est une vaste encyclopédie couvrant des domaines aussi variés que l'agriculture, l'art militaire, la rhétorique, la philosophie, la jurisprudence et la médecine. Celse a été le premier auteur médical dont l'œuvre a été imprimée en caractères mobiles en 1478. C'est un traité de médecine récapitulant toutes les connaissances accumulées depuis Hippocrate où il classe les maladies en trois catégories :

- les maladies curables par le régime alimentaire (qui touchent les gens bien portants). Celse distingue les maladies générales et les maladies locales ;
- les maladies curables par les médicaments (les remèdes). L'encyclopédiste décrit les urgences médicales et les infections chroniques dont le traitement peut être retardé ;
- les maladies curables par l'art manuel (la chirurgie). Il y différencie les maladies d'organes et les maladies osseuses.

Il étudie avec soin les fièvres, les dysenteries infectieuses et distingue les parasitoses intestinales à vers plats, et à vers ronds. Celse réserve une place à part aux maladies saisonnières ainsi qu'à celles de l'adolescence et du grand âge. La pneumologie occupe une place importante dans son œuvre. Il fait une étude minutieuse des régimes alimentaires. Les 7e et 8e livres de son ouvrage sont consacrés à la chirurgie dans lesquels il recense une cinquantaine d'instruments chirurgicaux. Son ouvrage est le plus important en son genre grâce à la précision et à la clarté des descriptions. Il consacre aussi un chapitre de son *De Medicina* aux cancers. Celse a également des connaissances en ophtalmologie. Son ouvrage traite en outre de 250 plantes.

. *Quelle image a le cancer ?*

Le cancer est une très vieille maladie qui modifie profondément le cours d'une vie. La peur qu'il inspire provient probablement de différentes causes. Progressivement, pendant de longues années, sans manifestation extérieure, il apparaît comme un ennemi sournois capable de toucher n'importe qui, n'importe quand. À l'inverse, il peut être foudroyant, tuant des personnes en bonne santé. L'espérance de vie augmentant, le nombre de cancers semble aussi se multiplier alors qu'il a plus de temps pour se manifester. Nos ancêtres ont eu beaucoup d'autres raisons de mourir, depuis les maladies infantiles jusqu'à la septicémie découlant d'une blessure banale. La cause est souvent très éloignée de la conséquence et le cancer semble donc frapper sans raison apparente. En effet, comment s'imaginer qu'en mangeant trop gras, on multiplie les risques de cancer du sein et qu'à l'inverse manger des pommes ou du pain complet protège ?

Le pronostic a longtemps été très pessimiste et on le voit alors comme un ennemi impitoyable qui nous condamne à une mort quasi certaine. Son atteinte est souvent à l'origine de profondes souffrances physiques et morales. Jusqu'en 1950, les souffrances causées par le cancer ont été comparées aux ravages lents et spectaculaires de la tuberculose, ou de la syphilis. Pour le décrire, les gens parlent de la maladie maligne, l'affection maudite. L'interlocuteur devait comprendre qu'il s'agissait du cancer. Les connaissances au sujet du cancer n'ont cessé d'évoluer. On connaît mieux les terrains qui le rendent plus prévisible, les comportements qui facilitent son

apparition. Cependant, ce progrès implique aussi une responsabilisation. Il s'agit de modifier nos habitudes : supprimer le tabac, diminuer l'alcool, manger moins gras et moins copieux, faire plus d'exercices physiques, renoncer au bronzage perpétuel, éviter le stress. Bref, s'imposer une série de restrictions pour assurer un certain rôle dans notre prévention. N'est-il pas plus facile d'accuser la fatalité ou un sort malveillant ? Ainsi, aujourd'hui encore, bien que les chercheurs aient commencé à maîtriser cette maladie et que les pronostics de survie sont prometteurs, elle continue à effrayer. Son nom reste si terrible que les gens s'efforcent de ne pas le prononcer et que les annonces de décès parlent de longue maladie.
Hérodote nous apprend qu'Atossa, fille de Cyrus et femme de Darius, a fait appeler vers 525 avant notre ère Democedes, le fameux médecin grec, pour une tumeur ulcérée du sein qu'il a réussi à guérir sans que le traitement employé soit connu.
C'est une copie d'une partie d'un manuel égyptien antique sur la chirurgie des traumatismes rédigée au XVIe siècle avant notre ère qui évoque l'ablation de tumeurs. Ce papyrus décrit 8 cas de tumeurs ou ulcérations du sein qui ont été traitées par cautérisation avec un outil utilisé dans la lutte contre l'incendie.
La description ajoute qu'il n'y a pas eu de demande de règlement pour cette intervention.
Les anciens hindous, 2 000 ans avant notre ère, ont essayé de détruire les cancers en y appliquant des cataplasmes de pâte corrosive contenant de l'arsenic. Les malades qui ne mouraient pas du cancer décédaient empoisonnés par l'arsenic.

. *Quelle est l'origine du mot cancer ?*
Cette maladie a été appelée ainsi par Hippocrate (460-370 av. J.-C.), le père de la médecine. Ce médecin grec distingue la tuméfaction bénigne (carcinos), le cancer curable (squirrhos) et le cancer entraînant la mort (carcinomas). Cette dernière est une tumeur dure, non inflammatoire, ayant tendance à récidiver et à se généraliser jusqu'à la mort. Le médecin a eu l'habitude des carcinos et des carcinomes pour décrire des tumeurs en formation. Dans la langue grecque, ceci signifie un crabe. Il fait plusieurs fois allusion au cancer, dont le nom vient de l'aspect de sa propagation ressemblant à des pattes de crabe. La description de ces tumeurs comporte des noms après celui de crabe, car les projections de propagation comme

un doigt du cancer donnent la forme du crabe. Un médecin romain, Celsius (v. 28-50 av. J.-C.) a traduit le terme grec en cancer et le mot latin pour le crabe.
C'est Galien (130-200), autre médecin romain, qui a eu l'habitude des oncos (gonflement en grec) pour décrire des tumeurs. Oncos est le mot utilisé pour l'oncologie ou étude des cancers. Il utilise ce terme oncos pour désigner les tumeurs et il estime qu'elles sont dues à un excès de bile noire dans l'organisme. Il préconise l'administration de purges pour dissoudre la bile solidifiée.

Histoire des causes des cancers (théories)

De nombreuses théories voulant expliquer les causes du cancer ont été développées en fonction des âges.
Les Égyptiens antiques ont écarté les Dieux des cancers.
Hippocrate a cru aux quatre humeurs qui étaient des liquides organiques : sang, pituite, bile jaune et bile noire. Il a supposé qu'un déséquilibre de ces humeurs avec un excès de bile noire dans des sites variés pourrait entraîner le cancer. C'était la théorie humorale.
Après la théorie humorale, la théorie de la lymphe a été suggérée.
Stahl et Hoffman ont théorisé que le cancer s'est formé à la suite d'une fermentation et de lymphe issue de la dégénérescence tissulaire variant dans la densité, l'acidité et l'alcalinité.
Hippocrate a délivré la médecine de son époque des influences religieuses et philosophiques qui paralysaient le développement et il l'a dotée d'une méthodologie rigoureuse où le raisonnement ne précède plus l'observation, mais s'appuie sur elle.

. *Théorie humorale*
L'application de ces principes conduit à reconnaître et à isoler tout un groupe de maladies que caractérisent principalement leur volume, leur aspect irrégulier et richement vascularisé, la longueur de leur évolution et la difficulté qu'il y a à les traiter.
Le nom de « carcinomes » que reçoivent des masses tumorales tient au fait que leur aspect rappelle parfois celui d'un crabe.
Hippocrate décrit les tumeurs de la peau, les tumeurs du rectum, celles du sein et celles de l'utérus. La théorie humorale qu'il adopte, inspirée de Pythagore, est la base de toutes les conceptions physiopathologiques de l'époque. Elle fournit ce que l'on peut considérer comme la première formulation de la genèse et du développement des cancers.
Des quatre humeurs (sang, pituite, bile jaune et bile noire dont l'équilibre concourt normalement au bon fonctionnement de l'organisme), c'est la bile noire ou atrabile qui, lorsqu'elle est en excès, détermine la genèse du processus tumoral. Après la disparition d'Hippocrate, la médecine connaît une longue période de stagnation. Dans le domaine qui nous occupe, aucun progrès ne sera

fait avant le début de l'ère chrétienne. À ce moment, Celse reprend la description des maladies tumorales. Il reconnaît différents stades à leur développement local et tente de les classer. Il regroupe les tumeurs graisseuses, les fibromes, les tumeurs encéphaloïdes sous l'appellation de stéatomes. Il s'efforce, mais, sans succès, d'opérer une distinction entre tumeurs vraies et processus inflammatoires. Il n'apporte aucune modification à la théorie humorale d'Hippocrate. Celle-ci sera remaniée par Aglançon, le maître de Galien, au début du IIe siècle. Selon la nouvelle formulation, le foie produit de la bile noire au lieu de sang lorsque sa température s'élève. La rate étant incapable de résorber l'excès d'atrabile, le sang s'épaissit, se trouble et sa stagnation dans un organe quelconque entraîne le développement de la maladie néoplasique.

Galien est un médecin grec de l'Antiquité qui a exercé à Pergame et à Rome où il a soigné plusieurs empereurs dont Commode et Marc Aurèle. Dans sa vie, Claude Galien a été philosophe, chirurgien, pharmacien, biologiste et neuroscientifique. Il a été le médecin des gladiateurs à Pergame de 157 à 161.

Avec Galien, le processus tumoral devient la conséquence directe d'un excès de bile noire, laquelle se solidifie à l'endroit même où doit apparaître la maladie. Les hémorroïdes, l'absence de menstruations sont considérées par lui comme des facteurs favorisant la rétention d'atrabile, donc la genèse de la tumeur.

On doit également au maître de Pergame, dans ce domaine de l'oncologie, des descriptions cliniques et un essai de classification. Les polypes sont regroupés avec les stéatomes. Les tumeurs des parties molles, auxquelles il donne le nom de sarcomes, sont individualisées pour la première fois. Toutes ces maladies sont réunies avec les œdèmes, les phlegmons et la gangrène dans les affections *« praeter naturam »*, c'est-à-dire contre nature. Mais, ses efforts pour séparer les inflammations des authentiques tumeurs échouent comme ceux de ses prédécesseurs. Malgré ses dons d'observation, son esprit critique, son immense connaissance, Galien laisse en définitive une œuvre à bien des égards artificielle. Elle a cependant le mérite d'être le premier système théorique de médecine jamais conçu.

Elle présente en outre la particularité de se référer à un système religieux monothéiste, ce qui lui vaudra plus tard la faveur de l'Église de Rome. Ainsi, s'explique sans doute l'influence tyrannique qu'a exercée le Galénisme sur l'art de guérir pendant près de quinze cents ans. En effet, les premières atteintes portées au système de Galien dans le domaine de l'oncologie datent de la Renaissance et lui viennent de Vésale.

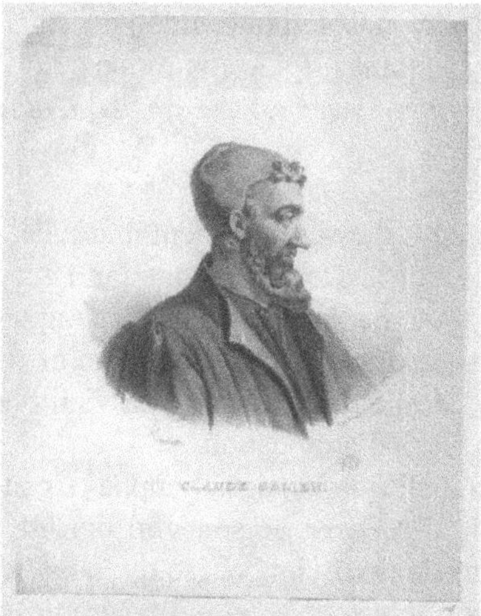

Claude Galien (129-201), © BIU Santé, CIPC0108.

Ses travaux conduisent ce brillant anatomiste à réfuter l'existence de la bile noire. La théorie humorale, dans son ancienne formulation, est rejetée et doit être remplacée.

Paracelse, tout en conservant l'idée générale d'un mécanisme à médiation humorale, substitue à l'atrabile l'un des trois principes alchimiques, à savoir les sels minéraux, auxquels il fait jouer un rôle comparable dans le processus de la carcinogenèse.

Cinquante ans plus tard, Van Helmont, qui reste prisonnier de l'esprit scolastique, propose un schéma qui fait intervenir un principe immatériel, l'archeus.

Cette variété des théories, avancées tout au long du XVIe siècle pour remplacer celle de Galien, contraste avec la permanence du système de classification des tumeurs qui demeure pratiquement tel qu'il a été conçu au IIe siècle PC. L'augmentation de volume de l'organe (la tumeur) atteint et l'absence de phlegmon représentent encore les seuls caractères nosologiques fondamentaux pour ce groupe de maladies où l'on retrouve, parmi les quatorze variétés de tumeurs répertoriées, le squirrhe, le sarcome, les ganglions, à côté des anévrismes et des verrues.

Aucun progrès ne sera fait à l'Âge classique dans la connaissance de la nature réelle des cancers.

Astruc, dans la première moitié du XVIIIe siècle, confond encore, dans un même cadre nosologique, lipomes, tumeurs fibreuses et sarcomes, et leur croit une origine commune : *« Quelque portion de la membrane cellulaire ou graisseuse qui est étendue sous la peau ».*

. La lymphe

Cette période est en fait essentiellement marquée, dans le domaine de la cancérologie, par la découverte que fait Pecquet, au milieu du XVIIe siècle, du système lymphatique. La lymphe devient rapidement la clé de voûte du nouveau schéma de la carcinogenèse. Ce nouveau substitut de l'atrabile ouvre à la vieille théorie humorale des possibilités neuves d'application.

Le processus de transformation de la lymphe en cancer, sous l'action d'une force vitale détournée de son vrai but, idée commune aux différents schémas de la carcinogenèse qui naissent à cette époque, est désigné par Lobstein sous le nom d'hétéroplasie. Pour Hoffman et Stahl, à la fin du XVIIe siècle, cette transformation correspond à la fermeture et à la dégénérescence de la lymphe. Pour Hunter, cinquante ans plus tard, elle correspond à un phénomène de coagulation. Louis, contemporain de Hunter, distingue une lymphe gélatineuse, cause de goitre, et une lymphe albumineuse, cause de squirrhe.

Il faudra attendre les travaux de pathologie cellulaire de la première moitié du XIXe siècle pour que le caractère erroné de toutes ces théories soit enfin reconnu. La découverte du système lymphatique a d'autres conséquences et conduit à des observations de valeur dans le domaine de la clinique.

Ainsi, Le Dran regarde, dès la première moitié du XVIIIe siècle, le cancer comme une maladie localisée au début et susceptible, dans un second temps, de se propager par voie lymphatique. Il décrit l'envahissement des canaux lymphatiques et des ganglions régionaux dans le cancer du sein, et admet que la maladie est généralisée lorsque ces derniers relais sont franchis. Il réalise ainsi une première esquisse, au demeurant parfaitement exacte, de l'histoire naturelle de ces tumeurs.

La cancérologie moderne naît entre 1750 et 1850. Les découvertes scientifiques relèvent principalement de l'anatomie pathologique. Les travaux de Morgagni publiés en 1761 dans son ouvrage *Sur les sites et causes des maladies* établissent des corrélations anatomo-cliniques à propos de 700 cas et notamment à propos des cancers broncho-pulmonaires, et des cancers de l'appareil digestif (œsophage, estomac, rectum). Les tumeurs vraies sont enfin distinguées des tuméfactions non malignes sur des critères précis, deux mille ans après les premières tentatives infructueuses d'Hippocrate. Les travaux histologiques réalisés à la fin du XVIIIe siècle et au début du XIXe dans le domaine de la pathologie tumorale conduisent à des essais de classification qui échouent parce que la nature cellulaire de la maladie cancéreuse n'est pas encore reconnue et parce que l'on considère toujours à cette époque les différentes tumeurs de l'organisme comme les manifestations multiples, et variées d'un même agent pathogène.

Ainsi, Laennec range-t-il les tumeurs malignes dans ce qu'il appelle la « *classe des tissus sans analogue dans l'économie* » les répartissant en deux catégories : squirrhes et tumeurs encéphaloïdes. De même, en 1827, Cruveilhier identifie un *« suc cancéreux »* qu'il regarde comme un signe anatomique caractéristique des tumeurs malignes. Les obstacles auxquels se heurtent les médecins de ce temps sont vaincus quelques années plus tard grâce au développement rapide de l'anatomie pathologique microscopique. Schleiden et Schwann, les précurseurs, démontrent la nature cellulaire de tous les organismes.

Muller est le premier à pouvoir affirmer que les cancers sont des masses cellulaires et non de la lymphe coagulée. Il détruit ainsi une thèse qui a eu cours pendant deux siècles. Ce même auteur ébauche, dans son traité de 1838, le principe de la classification des tumeurs qui repose sur la comparaison de leurs caractères et de ceux des tissus sains. Mais, de façon assez surprenante, il n'admet pas qu'une cellule tumorale puisse provenir d'une cellule saine. Pour Muller, elle tire son origine d'une matière germinale amorphe, ou « blastème », dispersée parmi les structures tissulaires normales. Cette théorie blastémique de la genèse des cancers, qui porte encore les traces de l'influence de Galien, sera rapidement remplacée.

- Théorie cellulaire

En effet, Virchow (1821-1902), élève de Muller, reprend l'idée du parallélisme entre tissus sains et tissus pathologiques, et il en développe toutes les conséquences logiques. Ses travaux le conduisent à affirmer dans son ouvrage de pathologie cellulaire publié en 1858 qu'une part déterminante de tout processus morbide se déroule à l'échelon cellulaire et que toute cellule provient d'une autre cellule. Cette théorie cellulaire de Virchow permet de rattacher chaque tumeur maligne à un tissu particulier de l'économie. Elle conduit à reconnaître les processus néoplasiques comme autant de maladies distinctes qu'il devient possible de suivre dans leurs devenirs respectifs et les travaux de Velpeau illustreront ce point. Enfin, elle rend impossible une analyse correcte du mécanisme de la dissémination métastatique.

Le terme de métastase est employé pour la première fois en 1829 par Récamier pour décrire les localisations secondaires cérébrales d'un cancer d'origine mammaire, observées chez une jeune femme de 28 ans.

Il y aura trois courants de pensée pour tenter d'expliquer ce phénomène de la dissémination métastatique.

- Selon la théorie dite de la dyscrasie primitive. Une altération spécifique du sang est responsable à la fois de la genèse de la tumeur primitive et de celle des foyers secondaires.
- Selon la théorie de la dyscrasie secondaire. Ce sont les sucs tumoraux libérés dans le sang à partir de la tumeur primitive qui sont à l'origine des métastases.

Cette dernière thèse, soutenue par Virchow et Broca, est celle qui paraît à l'époque la plus plausible.

- La troisième théorie est mécanique et conçoit le processus métastatique comme la conséquence d'une migration par voie vasculaire, de cellules issues de la tumeur primitive.

Les résultats des travaux de Tiersch sur les cancers cutanés et de ceux de Waldeyer sur les cancers de l'appareil digestif en fournissent à la fin du siècle une brillante confirmation. Néanmoins, cette théorie mécanique n'est pas totalement satisfaisante puisqu'elle n'explique pas – c'est Paget qui le souligne – les inégalités de fréquence d'envahissement observées entre les différents organes de l'économie. Le rôle de l'organisme hôte dans le développement de la maladie néoplasique est déjà pressenti comme intuition. Ceci est

remarquable quand on songe au développement qu'a connu le domaine de l'immunologie des cancers. Alors que s'approfondit la connaissance de l'histoire naturelle des cancers, le problème de la, ou des causes de ces maladies reste très obscur. En témoignent le nombre et la diversité des théories proposées à cette époque pour expliquer la carcinogenèse.
Dès 1775, Pott remarque la fréquence élevée du cancer du scrotum chez les ramoneurs et il suppose une origine chimique, alors que la notion de substances cancérigènes ne sera introduite par Yamagiwa qu'en 1915.
Rokitanski, au début du XIXe siècle, avance l'idée d'une prédisposition, héréditaire ou acquise, à la maladie cancéreuse.
Cette idée est reprise par Virchow pour qui la conjonction d'un terrain prédisposant et d'une irritation chronique conduit à la formation d'un tissu de granulation peu différentié, lequel est susceptible d'évoluer secondairement sur un mode tumoral.
La théorie de Paget ne diffère de la précédente que par l'importance qu'accorde cet auteur aux réactions de l'hôte dans la genèse du processus néoplasique. D'autres thèses sont proposées, qui ne connaissent pour la plupart qu'un succès éphémère.
Ainsi, celle de Conheim, élève de Virchow, sur l'origine embryonnaire du cancer, qui date de 1874. L'hypothèse d'un facteur vasculaire agissant au niveau d'éléments cellulaires qui auraient conservé des caractères embryonnaires est rapidement abandonnée.
Il en va de même de la théorie trophoblastique de Béard qui n'est qu'une variante de la théorie embryonnaire.
Ribbert, en 1896, reprend l'idée d'une origine mécanique des cancers. Pour cet auteur, le traumatisme et les phénomènes de réparation tissulaire qui lui succèdent déterminent l'isolement de cellules dont la capacité de prolifération est altérée. D'où le risque de transformation maligne. Le fait qu'une loi relative à l'indemnisation des patients atteints de cancer d'origine traumatique ait été votée au tournant du siècle témoigne du crédit accordé alors à cette théorie.

- *Théorie infectieuse*

À la même époque, de nombreuses observations font état de la présence de micro-organismes au sein des tissus tumoraux et sont à l'origine des théories « infectieuses » de la carcinogenèse.

Les travaux de Fibiger marquent l'apogée de ce courant. Selon les résultats qu'il publie en 1913, ce pathologiste danois aurait obtenu expérimentalement chez le rat des tumeurs gastriques malignes à l'aide d'une alimentation parasitée par un nématode qu'il appelle *spiroptera neoplastica*. Le prix Nobel de médecine lui est décerné en 1926. Mais, personne ne peut reproduire ses expériences et la théorie parasitaire de la carcinogenèse est, elle aussi, rapidement abandonnée. Finalement, la seule observation valable dans ce domaine-infection et cancer revient à Harrison qui, en 1889, note un taux élevé de cancers de la vessie chez les Égyptiens atteints de bilharziose.

- *Qu'en est-il aujourd'hui ?*
Dans ses grandes lignes, le schéma général de l'évolution des cancers, tel qu'il a été élaboré au siècle dernier, n'a pas changé.
Mais, l'importance des connaissances accumulées dans ce domaine permet maintenant de décrire l'histoire naturelle de chaque tumeur maligne en lui conférant toute sa spécificité.
Par ailleurs, la génétique et l'analyse statistique, la cinétique cellulaire, l'immunologie, l'endocrinologie et la virologie sont à l'origine d'un profond remaniement des idées relatives à la carcinogenèse. Selon le schéma actuellement admis, le contrôle de la division cellulaire est sous la dépendance d'un programme génétique et fait intervenir deux types de circuits que représentent, d'une part, les contacts intercellulaires et, d'autre part les hormones. Qu'un récepteur disparaisse, qu'un signal ne soit plus transmis et la cellule, libérée des processus de régulation, peut donner naissance à une tumeur.
François Jacob écrit : *« Avec la notion de programme génétique, les vieilles querelles sur l'origine du cancer ont perdu beaucoup de leur signification ».* Que la lésion débute dans le noyau ou dans le cytoplasme, qu'elle soit la conséquence d'une irritation somatique, de la présence d'un virus ou du dérangement d'un circuit, tout ce qui empêche la réception d'un signal peut soustraire une cellule à la loi de la communauté. Et, pour conclure avec cet auteur, *« comprendre le cancer, c'est accéder à la logique du système qui impose aux cellules les contraintes de l'organisme ».*

Références bibliographiques :
Barriety M. & Coury C., *Histoire de la médecine*, Presses universitaires de France. 2e éd., 1978.
Barthelmé E., *Histoire de la notion du cancer*, SFHM, 13 juin 1981.
Jacob F., *La logique du vivant. Une histoire de l'hérédité*, Gallimard (éd.), 1970.
Kardinal C. G. & Yarbro J. W., « A conceptual history of cancer », in *Seminars in Oncology*, 1979; VI. : 396-408.
Leca A. P., *La médecine égyptienne au temps des Pharaons*.

Une histoire en perpétuel mouvement

par le Pr Michel Germain & le Dr Xavier Riaud

Les scientifiques du début du XVe siècle ont développé une compréhension plus précise du fonctionnement du corps humain et des évolutions de la maladie. Les autopsies faites par Harvey (1628) ont mené à une compréhension de la circulation du sang depuis le cœur et les vaisseaux. Giovanni Morgagni de Padoue a, en 1761, régularisé les autopsies pour trouver la cause des maladies. Ces travaux ont permis les fondements pour en particulier l'étude du cancer du sein. C'est le chasseur écossais et chirurgien John (1728-1793) qui a suggéré que quelques cancers pourraient être traités et guéris par la chirurgie. Un siècle plus tard, le développement de l'anesthésie a incité les chirurgiens à traiter les cancers mobilisables qui ne s'étaient pas accolés à d'autres organes.

Au XVIIe siècle, et ce pendant deux siècles, s'installe l'idée qu'il s'agit d'un mal contagieux suite aux affirmations de Sennert (1572-1637). Zacutus Lucitani (1575-1642) et Nicholas Tulp (1593-1674), médecins en Hollande, ont également conclu que le cancer était contagieux.

Les tumeurs deviennent ainsi partie intégrante du corps.

Ceci provoque la peur des gens face aux cancéreux, leur exclusion ou le refus de les accueillir dans de nombreux hôpitaux. D'où l'initiative du chanoine Godinot qui fonde en 1740 à Reims un *« hôpital des cancéreux »* destiné à les recueillir pour soulager leurs misères physiques et morales.

Tulp (1599-1674) donne des descriptions anatomiques très précises de certains cancers et, pour Descartes, à la suite de la récente découverte du système lymphatique, c'est la lymphe qui, en se coagulant, et non plus la bile noire, qui est responsable de la formation des tumeurs. Ce même siècle, Gendron, médecin du frère de Louis XIV, conçoit le cancer comme une modification tissulaire localisée qui s'étend par prolifération. Elle est curable si elle est extirpée en totalité. Il jette un pont de deux siècles et demi entre lui et nous. Anne d'Autriche, reine de France et mère des précédents rois, a été atteinte d'un cancer du sein. Elle a supporté très courageusement la maladie, mais n'a pas pu en être guérie.

C'est à Bichat et Laennec que l'on doit la conception anatomique de la maladie cancéreuse.

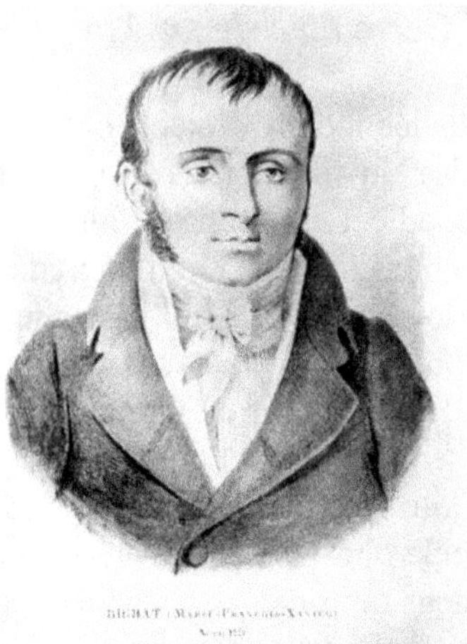

Marie-François-Xavier Bichat (1771-1802),
© BIU Santé, CICL02142.

Puis, vient la notion de tissu avec l'Allemand Muller en 1870. Rudolph Virchow quant à lui affirme que la cellule cancéreuse naît toujours d'autres cellules.
Déjà au Moyen-Âge, en France, Henri de Mondeville écrit en 1320 : *« Aucun cancer ne guérit, à moins d'être radicalement extirpé tout entier. En effet, si peu qu'il en reste, la malignité augmente dans la racine ».*
Cette théorie des humeurs perdure jusqu'à la Renaissance qui voit le développement de chirurgiens comme Ambroise Paré. Ils jugent l'exérèse utile lorsque le cancer est petit.
Le médecin anatomiste français Xavier Bichat propose en 1797 la théorie tissulaire du cancer. Il affirme notamment que les tumeurs se présentent sous la forme de tissu.
Jusqu'au XVIIIe siècle prévaut l'idée que le cancer est une maladie générale dont seules les manifestations locales peuvent être, dans certains cas, accessibles à une thérapeutique. Cette thérapeutique (médicale ou chirurgicale) a pour objectif de détruire ou de retirer la tumeur. Le cancer est une maladie avec une origine localisée.

Au XVIIIe siècle, le chirurgien anglais John Hunter (1728-1793) affirme que ce n'est pas une lymphe coagulée et inerte qui est en cause (pour le cancer), mais une lymphe active qui « sue » hors des vaisseaux, et qui est sécrétée par les tissus enflammés. Il a proposé que quelques cancers puissent être traités et guéris par la chirurgie.

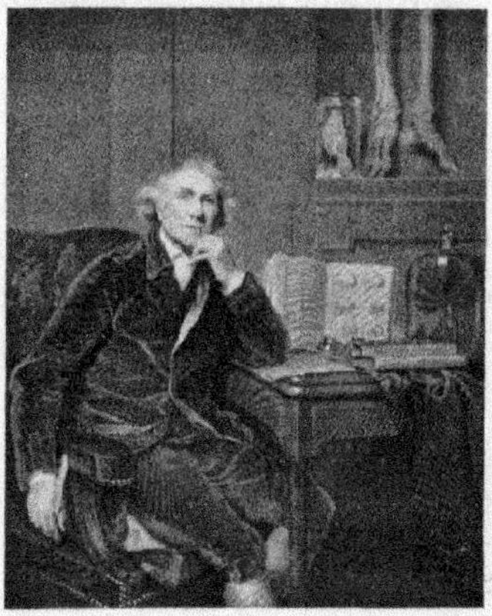

John Hunter, © BIU Santé, CICL06998.

Un siècle plus tard, le développement de l'anesthésie incite les chirurgiens à traiter les cancers mobilisables, résécables, c'est-à-dire ceux qui ne se sont pas accolés à d'autres organes.
Dans cette optique on peut distinguer trois grands axes de recherche :
1- le cancer professionnel
2- l'idée de lésion tissulaire
3- la métastase
4- Chirurgie et rayons X

1- Le cancer professionnel

C'est en 1775 que le chirurgien anglais Perceval Pott (1614-1788) prouve qu'il existe une relation entre le travail des ramoneurs, leur contact avec la suie et le cancer du scrotum particulièrement fréquent chez eux. D'autres cancers professionnels, dus au goudron, aux huiles minérales mettent en lumière au XIXe siècle le temps de latence entre la, ou les causes, du cancer et son apparition, de même que la relation entre un produit, et le cancer, ce qui renforce l'idée de maladie locale.

2- L'idée de lésion tissulaire

La lésion tissulaire considérée à la fin du XVIIIe siècle est mieux appréciée. Le savoir médical engage la recherche dans la reconnaissance des différentes formes de cancer. Xavier Bichat comprend que les diverses localisations d'un cancer ne sont qu'une seule et même maladie.

3- La notion de métastase

Claude-Anthelme Récamier (1774-1852) introduit la notion de métastase, ce qui entraîne les constituants et la dissémination de la tumeur d'origine. L'emploi du microscope constitue un tournant décisif dans la recherche sur le cancer. En effet, il permet, à partir des données de plus en plus précises de l'anatomie pathologique, de construire la théorie cellulaire.
Après avoir été maladie de l'organisme, puis du tissu, le cancer devient maladie de la cellule et du noyau cellulaire. Cette mutation cellulaire serait entraînée par une irritation ou une stimulation locale. Il apparaît également possible que les tumeurs aient leur origine dans une prolifération de cellules embryonnaires qui auraient persisté à l'âge adulte. Toutes ces recherches à la fois contradictoires et complémentaires convergent cependant vers une thérapeutique unique. Puisque le cancer est une maladie locale, seule la chirurgie peut y apporter une réponse efficace.

4- Chirurgie et rayons X

Au XIXe siècle, les innovations chirurgicales se succèdent.
En 1838, le pathologiste allemand Johannes Muller a montré que le cancer se compose de cellules plutôt que de lymphe. Muller propose que les cellules cancéreuses soient développées à partir des éléments de bourgeonnement (blastema) entre les tissus normaux. Il propose la théorie continuelle d'irritation.
Rudolph Virchow (1821-1902) propose que toutes les cellules, y compris les cellules cancéreuses, soient dérivées d'autres cellules. Il suggère la théorie continuelle d'irritation.

Pendant les années 1860, le chirurgien allemand Karl Thiersch a prouvé que les cancers métastasent par l'écart des cellules malignes et non par un liquide.
Grâce à la découverte des rayons X en 1895 et celle de la radioactivité en 1898, tout bascule brusquement. Les rayons X ont la capacité de provoquer ainsi que de guérir les cancers. En 1903, l'Institut du radium est créé. Les médecins réalisent en un même lieu, pour la première fois dans l'histoire d'une maladie, la concentration et la coordination de spécialités médicales, et de thérapeutiques différentes (rayons X, chirurgie, chimiothérapie, etc.). À partir de 1912 et encore aujourd'hui, on oriente les recherches sur le noyau cellulaire. Le mécanisme de la formation des cancers commence à être perçu. Il correspond à la tendance d'une cellule à se transformer et à se diviser de façon anarchique pour devenir maligne ou dangereuse. Le traumatisme d'Until en 1920 est vraisemblablement la cause des cancers.
Quand le système immunitaire n'est plus capable de détruire ces cellules malades, leur nombre continue à croître pour former une tumeur tout d'abord bien délimitée, mais qui envahit les tissus voisins pour les détruire progressivement. Aujourd'hui, on commence à entrevoir la possibilité de la maîtrise du cancer grâce à un diagnostic plus précoce ou plus certain, et donc avec un traitement plus efficace.

En 1858, le médecin allemand Rudolph Virchow (1821-1902) publie sa théorie de la pathologie cellulaire d'après laquelle les maladies ont leurs origines dans des altérations des cellules du corps. Il impose rapidement l'idée dans la communauté scientifique qu'il existe des caractéristiques propres à la cellule cancéreuse. Il affirme notamment que même cancéreuse, toute cellule naît d'une autre cellule (*omnis cellula a cellula*), favorisant l'essor de la chirurgie cancéreuse comme traitement curatif. Rudolph Virchow a été surnommé le fondateur de la pathologie cellulaire. Il a fondé la base pour l'étude pathologique des cancers avec l'aide du microscope. Il a marqué la pathologie microscopique de la maladie. Virchow a aussi développé l'étude des tissus prélevés après la chirurgie. Ce pathologiste pouvait également dire au chirurgien si l'exérèse du cancer avait été complète. Il a marqué la pathologie microscopique de la maladie cancéreuse.

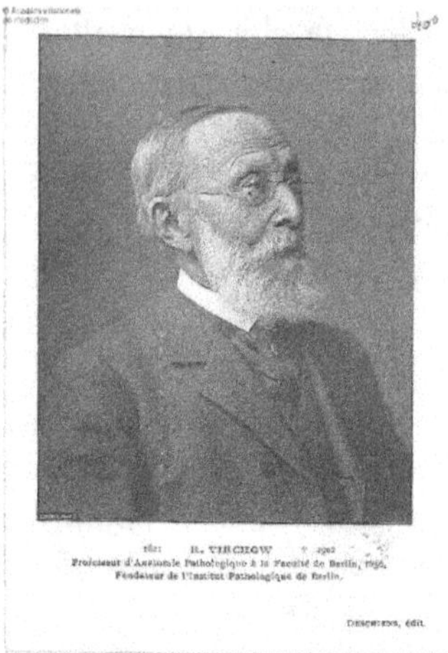

Rudolph Virchow, © Bibliothèque de l'Académie nationale de médecine.

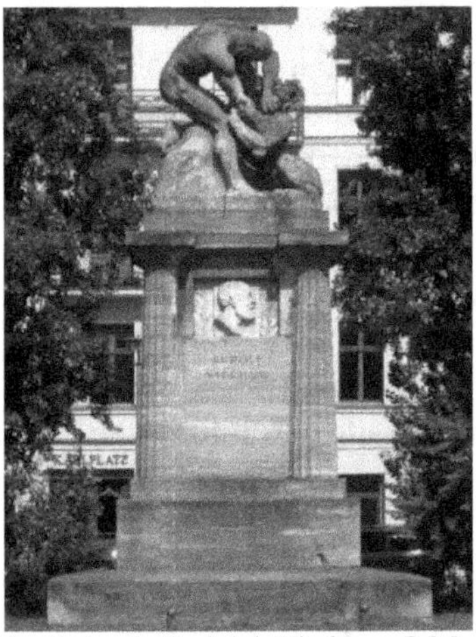

Monument funéraire de Rudolph Virchow, © M. A Germain.

Billroth en Allemagne, Handley à Londres et Halsted à Baltimore (USA) sont des pionniers de la chirurgie du cancer.
William Steward Halsted, professeur de chirurgie à l'Université John Hopkins de Baltimore, a développé la mastectomie radicale pour cancer du sein pendant la dernière décennie du XIXe siècle après et grâce aux progrès de l'anesthésie.

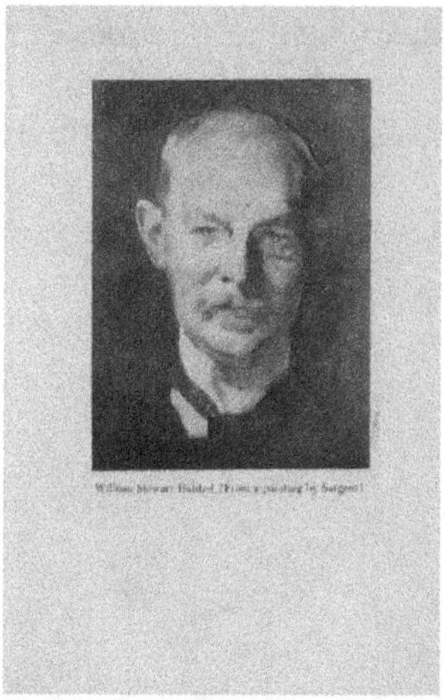

William Steward Halsted, © BIU Santé.

Stephen Pager, un chirurgien anglais, a constaté que les cancers ont évolué par l'intermédiaire de la circulation sanguine, expliquant la survenue des métastases. Cette compréhension des métastases est devenue un élément clé dans l'identification des patients qui pourraient ou ne pourraient pas tirer bénéfice de la chirurgie.
Les premiers succès thérapeutiques surviennent à la fin du XIXe siècle grâce à des chirurgiens comme Theodor Billroth (1829-1894) qui réussit en 1881 la première ablation d'un cancer de l'estomac. William Halsted (1852-1922) veut prévenir les métastases en mettant au point en 1890 la mastectomie élargie appliquée au cancer du sein. Ernst Wertheim (21 fév. 1864 - 15 fév. 1920) réalise en 1898 la première hystérectomie radicale appliquée au cancer du col de l'utérus. Parallèlement, se développe la radiothérapie avec des précurseurs comme Victor Despeignes qui, en 1896, traite aux rayons X un cancer de l'estomac. Emil Grubbe (1875-1960) serait le premier médecin à avoir utilisé ces irradiations, non pas en complément, mais comme traitement principal du cancer du sein. En 1906, la première conférence internationale pour l'étude du cancer se réunit à Heidelberg et à Frankfort en Allemagne, sur convocation du Comité central allemand pour l'étude du cancer. On y déclare pour la première fois le cancer comme fléau de l'humanité. La chirurgie et la radiothérapie n'agissent que sur des cancers localisés. La seconde moitié du XIXe siècle verra s'accélérer les

progrès de la médecine. Quelques grandes étapes de la lutte contre le cancer doivent être rappelées (déjà citées).

. 1895 - Wilhelm Röntgen, physicien, découvre les rayons X.

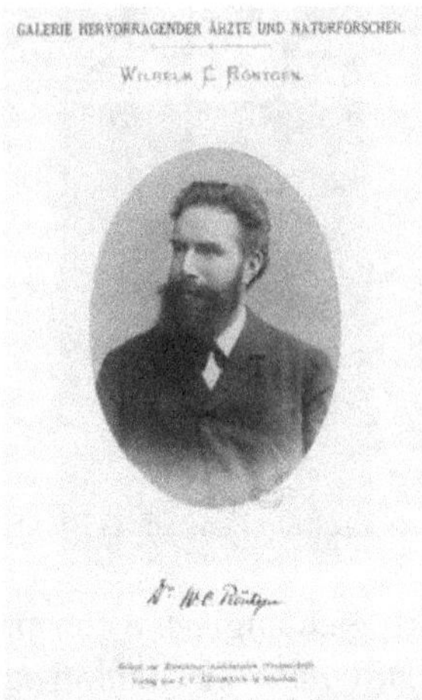

Wilhellm C. Röntgen, © BIU Santé, CIPB0703.

. 1897 - l'Assistance publique ouvre aux cancéreux un pavillon à Brévannes.

. 1898 - Pierre et Marie Curie découvrent le Radium.

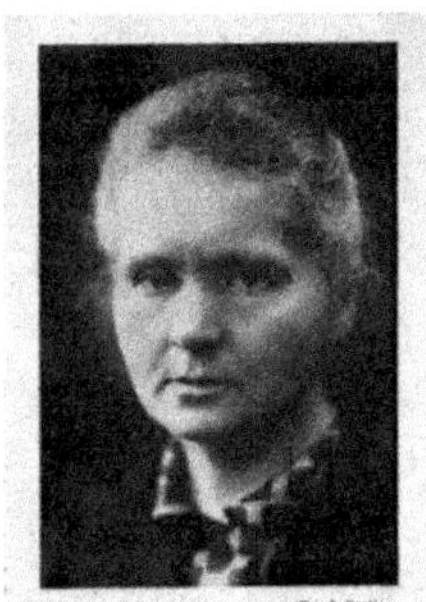

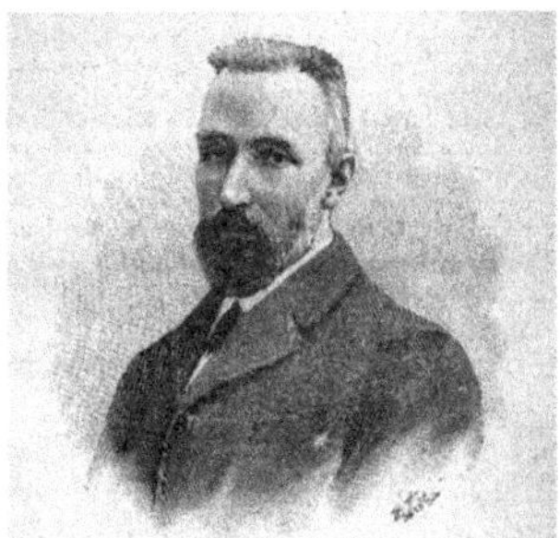

Marie et Pierre Curie, © BIU Santé, CICL08684 & CICL08685.

. 14 mars 1918 - Fondation de la Ligue créée par Justin Godart.

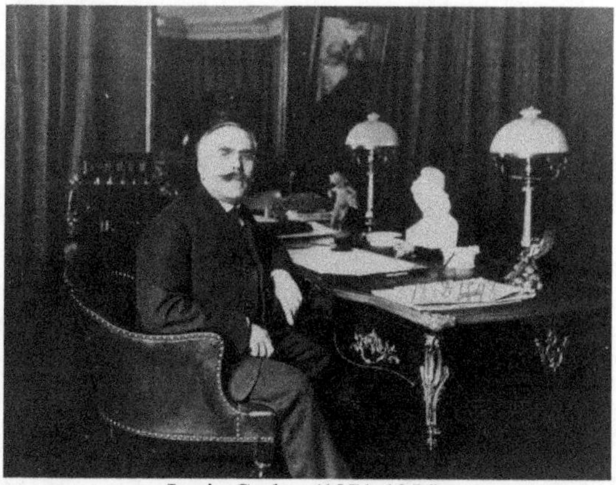

Justin Godart (1871-1956),
sous-secrétaire d'État au Service de Santé des Armées de 1915 à 1918,
© Musée du Service de Santé des Armées au Val-de-Grâce, 2007.

XXe siècle

En 1998, les premiers états généraux des maladies sont rapportés au cancer. Le 2 mars 1998, c'est l'annonce du premier plan cancer par Jacques Chirac. Le 2 novembre 2009, Nicolas Sarkozy met en place un second plan cancer. Le 4 décembre 2012, François Hollande organise le troisième plan cancer.
Une nouvelle méthode est mise au point au début de ce siècle pour combattre les métastases : la chimiothérapie cytotoxique.
L'immunologiste August Von Wassermann (1866-1925) teste en 1911 le sélénium comme traitement sur un sarcome de souris et il obtient une complète rémission, mais la toxicité de ce traitement se révèle trop forte. Les travaux des pharmacologues Louis S. Goodman et Alfred Zack Gilman (1941-2015) sur les effets cytotoxiques du gaz moutarde conduisent à la mise sur le marché du *Mustargen,* premier médicament chimiothérapique anticancéreux commercialisé dans l'histoire médicale.
En 1948, des enfants leucémiques bénéficient de rémissions relativement longues à la suite de l'utilisation de l'aminoptérine, et le pédiatre Sidney Farber (1903-1973) est considéré comme *« le père de la chimiothérapie anticancéreuse »*.
Dans les années 1950, les médecins Emil Freireich (1927-2021) et James Holland proposent de ne plus employer seul un médicament (monothérapie induisant souvent des phénomènes de résistance), mais de l'associer à d'autres médicaments (chimiothérapie combinée appelée polychimiothérapie).
Depuis les années 1980 se développent d'autres traitements conventionnels généraux de chimiothérapie adjuvante, notamment l'hormonothérapie additive et l'immunothérapie.

Au XXe siècle, l'étude du cancer devient scientifique. La désescalade chirurgicale est une réalité permettant une résection R0. Dans le dépistage précoce, des aides de diagnostic de cancer ont été créées. Le premier test de dépistage à être utilisé pour le cancer a été le test de PAP. Il a été développé par George Papanicolaou comme méthode de recherche, en comprenant le cycle menstruel. Il a alors noté que le test pourrait aider en diagnostiquant le cancer cervical (col de l'utérus) tôt et il a présenté ses découvertes en 1923. L'Association américaine du cancer (ACS) a introduit le test pendant le début des années 1960 et il est devenu très utilisé comme outil de dépistage. Des méthodes modernes de mammographie ont été développées pendant les années 1960 et officiellement d'abord recommandées pour le dépistage du cancer du sein par l'ACS en 1976.

. Le développement de la chirurgie du cancer
La chirurgie s'est immiscée bientôt dans l'histoire de la connaissance des cancers. La chirurgie a été considérée comme une modalité de la demande du traitement des cancers. Le médecin romain Celsus avait déjà noté qu'en dépit de la chirurgie, le cancer semblait revenir ultérieurement.
Une nouvelle méthode est mise au point au début de ce siècle pour combattre les métastases : la chimiothérapie cytotoxique.

. Fréquence des cancers en France
Le nombre exact de cancers observés en France est difficile à connaître. En revanche, à partir de fiches INSERM des causes de décès remplies pour tout sujet décédé en France. On connaît ainsi le nombre de morts imputables au cancer. Ces données sont exhaustives et nationales. Ces statistiques de mortalité ne donnent cependant pas le nombre de cancers dans la population. En effet, grâce aux traitements, un nombre notable de patients atteints d'un cancer guérissent et n'apparaissent pas dans les statistiques de décès. Toutefois, il existe dans différents départements des registres du cancer : Bas-Rhin, Calvados, Doubs, Haut-Rhin, Hérault, Isère, Manche, Martinique, Somme, Tarn, Nord-Pas-de-Calais.
Actuellement, 11,5 % de la population française est couverte par les registres du cancer regroupés dans le réseau Francim. 21 localisations cancéreuses ont été sélectionnées. Les données chiffrées du nombre de cancers en France ont été estimées, en 1995, globalement chez l'homme à 134 729 cas, dont 26 474 cancers de la prostate, 18 713 cancers du poumon, 18 107 cancers colorectaux, 10 882 cancers des lèvres-bouche-pharynx et 4 044 cancers du larynx. Certes, ces chiffres sont anciens, mais ils fournissent une bonne proportion. Chez l'homme, en 1995, il y a eu 86 427 décès par cancer, soit 31 % de la mortalité. Le cancer du poumon est la

première localisation responsable de décès avec 20 325 décès. Suivent les cancers de la prostate avec 9 263 décès, les cancers colorectaux (8 365 décès) et les cancers ORL avec 6 677 décès. Chez la femme, le nombre de cancers chiffré en 1995 est de 105 058 (cancer du sein : 33 867 ; côlon-rectum : 15 298 ; col utérin : 3 268 ; cancers lèvres-bouche-pharynx : 1 741). Les chiffres des cancers des voies aérodigestives supérieures (VADS) sont très importants : chez l'homme en France et pour la période 1993-1997, les départements du Bas-Rhin, de la Somme, du Calvados, du Haut-Rhin et du Doubs ont les taux les plus élevés du monde.
Le réseau Francim et l'INSERM nous renseignent sur l'incidence et la mortalité des cancers en fonction de l'âge avec un maximum de cancers entre 55 et 70 ans, alors que les chiffres sont faibles jusqu'à 40 ans.

. Évolution du nombre de cancers
Les chiffres de la mortalité, après une forte hausse de 1958 à 1980, sont stables chez la femme et montrent une baisse chez l'homme. L'étude du registre des cancers de l'Isère fait le constat d'une diminution de 1,4 % par an du nombre des cancers des VADS, cette baisse n'est à mettre qu'à l'actif du sexe masculin.
Cette baisse est plus nette pour le larynx (-2,5 % par an) et le plancher buccal (-2 %), que pour les autres localisations (-1 % par an). Chez la femme, on observe au contraire une augmentation de 3 % par an des localisations pharyngées. Ces résultats observés dans le registre de l'Isère sont retrouvés dans chacun des registres du réseau Francim. Plutôt que de travailler par période, le registre de l'Isère publie ses résultats pour les générations successives nées en 1913, 1918, 1923, 1928 et ainsi de suite jusque 1953. Ces résultats sont présentés en termes de risque relatif, c'est-à-dire le risque de chacune de ces générations rapportées au risque de la génération 1928 utilisée comme standard. Ces résultats sont divisés selon les codes de la classification internationale des maladies pour l'oncologie CIM-OIII en un groupe lèvres, bouche, pharynx, un groupe larynx. Le risque d'être atteint d'un cancer des VADS diminue progressivement chez l'homme pour les cohortes de naissance postérieures à 1928, allant jusqu'à une diminution de 30 % pour la cohorte 1943, puis le risque se stabilise pour les cohortes plus jeunes (1948 à 1963). Chez la femme, au contraire, le risque relatif

augmente régulièrement, passant de -29 % pour la cohorte 1913 à +65 % pour la cohorte 1933. Il existe des différences dans les sous-localisations en fonction du sexe. Le réseau Francim et l'INSERM nous renseignent sur l'incidence et la mortalité des cancers des VADS en fonction de l'âge. Les chiffres sont faibles jusqu'à 40 ans et atteignent leur maximum entre 55 et 70 ans.

. Comparaison entre la situation française et celle des autres pays européens
Cette étude est possible grâce aux données des logiciels Eucan et Globocan fournis par le centre international de recherche sur le cancer. La France est le pays européen le plus touché par le groupe du cancer lèvres-bouche-pharynx avec un risque de 8 pour 100 000 habitants devant la Slovaquie et l'Espagne. Les trois pays présentant les taux les plus bas sont la Finlande, le Danemark et l'Angleterre.

. Comparaison entre la France et la situation mondiale
Cette comparaison est difficile. Elle a été établie par la publication Cancer Incidence in Five Continent qui prend en compte 184 populations. La répartition des cancers varie selon les pays. La France se singularise par la forte fréquence des cancers de la langue, de l'oropharynx et de l'hypopharynx. La comparaison de deux localisations, larynx et hypopharynx à travers le monde a été particulièrement étudiée par Nectoux.
Pour le cancer du larynx, c'est dans l'État de São Paulo au Brésil qu'on relève le taux standardisé de cancer du larynx le plus élevé (17,8), suivi de Varèse en Italie (16,2), de Saragosse en Espagne (15,5), du Connecticut aux États-Unis, du Doubs en France (12,6) et du Bas-Rhin (12,4), et de la Slovaquie (10,5).
La plus forte incidence pour les cancers de la glotte est retrouvée en Hongrie (7,6) et à Hawaï (7,4). Pour les cancers de l'hypopharynx, la fréquence la plus importante est observée en France, spécifiquement dans le Calvados et le Bas-Rhin, puis en Inde, à Bombay et Nagpur. Le taux le plus faible est observé en Israël. Concernant les cancers hypopharyngés, la localisation rétro-crico-aryténoïdienne se rencontre en Nouvelle-Zélande, en Égypte, en Irak, au Koweït et, ce, principalement chez la femme.
Ces variations de fréquences pour certaines topographies tumorales suggèrent nettement le rôle du tabac et de l'alcool dans la genèse des

cancers des VADS. Le taux le plus faible est en Israël. Les cancers du nasopharynx sont très spécifiques, ces cancers sont très particuliers parmi les cancers des VADS par leur répartition géographique. Ils sont à l'état endémique dans le sud-est de la Chine et au nord du Viêt-nam. Dans la population cantonaise, l'incidence et de 30 à 80/100 000 par an tandis que le taux d'incidence est beaucoup plus faible dans la partie nord de la Chine (2 à 3/100 000 par an). Des taux d'incidence intermédiaires, 8 à 12 pour 100 000 par an, se trouvent dans d'autres parties du Sud-Est asiatique, du bassin méditerranéen.
Aux États-Unis, on estime qu'il y a eu en 2002, 1 284 900 nouveaux cas et 555 555 décès par cancers. Il y a eu 40 000 nouveaux cas de cancers des VADS et 13 500 décès. Comme en France depuis peu, il y a une légère baisse du nombre de cancers chez l'homme, alors qu'il est en légère augmentation chez la femme. Schanz insiste sur l'augmentation du nombre d'adultes de moins de 20 ans atteints de cancer de la langue mobile, mais la survie de ces jeunes patients s'est améliorée de plus de 20 % pour les cas avancés, mais seulement de 3 % pour les stades précoces grâce aux traitements.

. Éléments étiologiques dans la survenue des cancers

Les agents supposés provoquer ou faciliter la survenue de cancers au niveau des VADS sont nombreux. La fréquence variable des cancers des VADS et de leurs sous-localisations implique le rôle de différents facteurs exogènes. Figurent en première place le tabac et l'alcool.

1- Le tabac

L'étude de la relation tabac/cancer dans les cancers des VADS a donné lieu à un nombre de recherches épidémiologiques ou expérimentales moins nombreuses que pour les cancers bronchiques. En France, c'est en 1954 qu'une première étude rétrospective de 4 000 malades atteints de cancers des VADS et un nombre égal de témoins a permis d'établir une différence significative. Doll (1976) en Grande-Bretagne a montré que l'augmentation du risque de mortalité par cancer chez le fumeur par rapport aux non-fumeurs est augmentée de 2 à 12 dans les cancers des VADS sauf pour les cancers des cavités naso-sinusiennes et du nasopharynx. La corrélation entre le risque accru de cancer chez les fumeurs et le siège de

ce cancer est liée au passage de la fumée de tabac : le contact avec le tabac des lèvres, de la cavité buccale, de l'oropharynx et du larynx.
Le tabac est une plante dont il existe une soixantaine de variétés dans le monde. D'origine tropicale, d'Amérique centrale et du Mexique, le tabac a été introduit en Europe à la suite des voyages de Christophe Colomb. En 1560, l'ambassadeur de France au Portugal, Jean Nicot, en fait présent à Catherine de Médicis pour calmer ses migraines. Une mode tabagique médico-mondaine agite alors les esprits au point que Louis XIII en 1635 en interdit la vente en France. Cette mesure n'a eu aucun effet. Richelieu, puis Colbert en 1674, ont compris tout l'intérêt que le tabac représentait pour les finances publiques. C'est Napoléon Ier qui établit le monopole d'État en 1811, deux ans après que le chimiste Nicolas Vauquelin ait découvert la nicotine. Actuellement, la production mondiale annuelle de tabac est de l'ordre de 5 millions de tonnes. La plupart des tabacs à fumer sont composés de mélanges d'espèces et d'années de culture différentes : ils reçoivent des additifs divers leur conférant un arome particulier. Une cigarette se compose d'un gramme de tabac enrobé de papier qui est fait de chanvre, de lin et autres ingrédients. La fumée de cigarette résulte de la combustion incomplète du tabac. Lors de la combustion qui atteint 850 °C au niveau de la tranche en ignition, trois types de réactions se produisent simultanément : une pyrolyse, une prosynthèse, une distillation de certains composants.
Rothman et Keller ont établi en 1972 le rapport entre la consommation de tabac et le risque de cancer de la cavité buccale. Chez le non-fumeur, il est de 1. Pour 20 cigarettes consommées par jour, il est de 1,52. Pour plus de 40 cigarettes par jour, il est de 2,43. La poursuite de l'intoxication tabagique après guérison d'un premier cancer facilite l'apparition d'un deuxième cancer des voies VADS. Silverman a montré que la fréquence d'apparition d'un deuxième cancer est de 18 % chez le sujet ayant arrêté de fumer et de 30 % en cas de poursuite du tabac. Outre la consommation et l'ancienneté du tabagisme, l'inhalation de la fumée, la longueur du mégot utilisé, le filtre, le type de tabac sont des facteurs importants. La cigarette est plus toxique que le cigare en raison du papier utilisé. Le tabac à chiquer est moins toxique, mais il peut donner lieu à des cancers des lèvres ou de la face interne des joues, car il est habituellement

consommé avec du bétel ou noix d'Arèques. Schantz attribue l'augmentation des cancers de la langue chez les jeunes adultes aux États-Unis à la forte augmentation de tabac à chiquer et à priser.

2- L'alcool

Le risque de cancer de l'oropharynx chez les buveurs excessifs est de 6 par rapport aux non-buveurs. Le taux de décès par cancers des VADS est quatre fois plus élevé chez les alcooliques que dans la population générale. La consommation d'alcool est élevée dans les cancers de l'hypopharynx, de l'oropharynx et de la cavité buccale. La liaison alcool/tabac, souvent intriquée, multiplie leurs risques propres. Toutes les études mettent en évidence que les deux facteurs interviennent en multipliant leurs risques propres. Cette synergie vaut particulièrement pour les cancers du pharynx, de la cavité buccale et de l'œsophage. En revanche, pour le cancer du larynx, on retrouve le tabac seul, l'alcool et le tabac, mais jamais l'alcool seul. Les alcools blancs (vodka, gin) étant moins riches en esters et en acétaldéhyde que les alcools bruns (whisky, cognac, rhum) seraient moins nocifs.

3- Les facteurs professionnels de cancer

Le travail du bois est connu pour être responsable de cancers ORL, spécialement des sinus. Le cancer de l'ethmoïde et des cavités sinusiennes est en France une maladie professionnelle.

Les bois travaillés sont des bois durs : chêne, hêtre, noyer, merisier, ou exotique dont l'acajou, l'ébène. Le travail le plus nocif est le ponçage. Le composé du bois incriminé est l'acide tannique. Tous les travailleurs du bois ont droit à réparation dès lors que le délai entre l'arrêt de l'exposition et le diagnostic est inférieur à 30 ans.

L'exposition aux vapeurs de diesel et la fabrication des caoutchoucs augmentent les cancers du larynx.

Les brouillards d'huile, l'amiante, le formaldéhyde, le nickel, le travail de la chaussure, du chrome sont des facteurs cancérigènes. Le temps de latence est d'environ 25 ans.

4- Les facteurs nutritionnels

L'anémie ferriprive associée à la dysphagie postcricoïdienne est cancérigène. Actuellement, l'amélioration de la diététique a fait chuter radicalement la fréquence de ces cancers. L'aflatoxine-mycotoxine est cancérigène en Afrique et en Thaïlande. Les nitrosamines présentes dans les viandes et poissons fumés, et séchés et certains additifs sont des carcinogènes. La large utilisation des engrais et des pesticides a des retombées sur la constitution de nos aliments. Les carences vitaminiques liées à la dénutrition spontanée sont cancérigènes. La prise de carotène diminuerait le risque de cancer.

5- Les facteurs viraux

- Le virus d'Epstein Barr (EBV).

Ce virus est de la famille des herpès virus humains. Il est l'agent causal de la mononucléose infectieuse et du lymphome non hodgkinien de Burkitt et du carcinome indifférencié du nasopharynx (UCNT). Il a été découvert fortuitement en Ouganda par Odd en 1966. On ne retrouve pas de particule virale dans les cellules du carcinome du nasopharynx, mais de l'ADN viral. Cela suggère la nature monoclonale de la prolifération tumorale.

- Le papillomavirus.

Selon Gillison, il y a une évidente corrélation entre le papillomavirus et l'apparition de cancer de la cavité buccale.

6- Autres facteurs incriminés dans la genèse des cancers

- Le mauvais état dentaire.

Il est souvent soupçonné comme facteur déclenchant, il était incriminé comme facteur faisant naître le cancer des VADS. Marschal estime que ce rôle est modeste.

- L'utilisation de la marijuana.

On observe une augmentation des cas d'adultes de moins de 40 ans utilisant la marijuana, atteints de cancers des VADS en particulier de la langue mobile. Au total, les facteurs générateurs de carcinome des VADS sont très nombreux. Aussi, l'interrogatoire très approfondi des patients est important. Ainsi, l'effet du tabac et de l'alcool est aggravé par le contact avec la marijuana.

. Le développement de la radiothérapie

En 1896, un professeur allemand de physique, Roentgen, a découvert et présenté les propriétés des rayons X. Dans les mois suivants, les rayons X ont été employés pour le diagnostic et dans les trois années suivantes il a été employé dans le traitement des cancers. La radiothérapie est utilisée dès 1896 et spécialement par Wertheim en 1898. Elle a commencé par le radium et par les

machines diagnostiques à basse tension. C'est un traitement local ou locorégional basé sur l'utilisation de rayonnements ionisants, capables de détruire les cellules tumorales par cassure de l'ADN et apoptose. Ses indications en cancérologie sont systématisées et son rôle curateur est établi. Elle est assez rarement utilisée seule, mais plus souvent associée à la chirurgie et/ou à la chimiothérapie. Elle peut dans certains cas contribuer à éviter une mutilation chirurgicale et à conserver une fonction (préservation laryngée) et/ou l'aspect esthétique. La radiothérapie pour certains carcinomes a utilisé des photons de haute énergie : rayonnement gamma du Cobalt 60 ou surtout rayons X de plusieurs mégas électrons-volts produits par les accélérateurs linéaires.
La curiethérapie est également utilisée pour certaines tumeurs de petit volume et bien limitées. Récemment, de nouvelles avancées à la fois dans la compréhension des mécanismes d'action des rayonnements ionisants et sur le plan technologique ouvrent de réelles perspectives de progrès pour augmenter l'effet antitumoral tout en limitant les effets secondaires sur les tissus sains.
Les principales voies de recherche pour améliorer l'efficacité et l'index thérapeutiques de la radiothérapie sont présentées ici, après un rappel de ses effets secondaires.
Ils sont étudiés par Brizel en 2000, déjà notés par Roentgen après 1900. Les réactions tissulaires observées après irradiation sont la résultante de plusieurs effets, dont ceux liés directement à la mort cellulaire. Et ceux liés à des effets indirects qui peuvent être en rapport avec la sécrétion de cytokines et de facteurs de croissance. Les conséquences de la déplétion cellulaire sont l'apoptose, la capacité de réparation de l'ADN, la prolifération cellulaire. Classiquement, on oppose les effets tissulaires précoces de l'irradiation aux effets tardifs selon le délai d'apparition par rapport à l'irradiation. Dans les tissus à renouvellement rapide comme les épithéliums, les lésions radio-induites s'expriment de façon décalée par rapport au début de l'irradiation. Les réactions à l'irradiation sont dites précoces lorsqu'elles surviennent durant le traitement (mucite). À l'inverse, le renouvellement cellulaire est plus lent dans certains tissus comme le conjonctif et la mort cellulaire peut s'exprimer des années après l'irradiation.
La toxicité aiguë est représentée par l'épithélite et la mucite.

- L'épithélite

La peau est constituée de l'épiderme, siège des réactions aiguës, et du derme concerné par les réactions tardives. Au cours des irradiations fractionnées délivrant des doses conventionnelles de 70 grays en 7 semaines, dans la troisième semaine, survient un érythème (la peau est rouge, chaude, œdémateuse). L'évolution est une desquamation sèche. La cicatrisation survient par réépithélialisation à partir des îlots les moins affectés.

- La mucite et les lésions apparaissent rapidement allant de la mucite énanthémateuse à la mucite avec fausses membranes.

L'addition de drogues cytotoxiques augmente la toxicité muqueuse des irradiations. D'autres effets aigus peuvent survenir (perte de goût, dysfonctionnement salivaire).

- Toxicité tardive

Les principales séquelles de la radiothérapie sont l'hyposialie, le trismus, les complications dentaires. Une diminution de l'acuité auditive peut être observée : hypoacousie, surdité de perception.

Au niveau de la moelle épinière, on évite la myélite susceptible d'entraîner une paraplégie en ne dépassant pas une dose de 45 Gy.

Plusieurs voies de recherches tentent de diminuer les séquelles, dont la radiothérapie conformationnelle avec la modulation d'intensité.

- Les facteurs de toxicité de la radiothérapie

Plusieurs facteurs influencent la survenue des réactions de l'irradiation : la dose, l'intervalle entre les séances d'irradiation.

La dose totale d'irradiation est un facteur essentiel, le temps total de l'irradiation détermine l'importance des réactions aiguës, le volume d'irradiation. Les facteurs génétiques de susceptibilité influencent les effets de l'irradiation.

- Les voies de recherche. Les perspectives.

Le traitement de certains carcinomes localement évolués et inopérables repose sur la radiothérapie. Deux voies se sont montrées plus efficaces que la radiothérapie classique : les associations radio-chimiothérapie et les modifications du fractionnement. L'ensemble des essais randomisés (plus de 100) montre que le bénéfice absolu lié à l'utilisation de la chimiothérapie CT en association avec la radiothérapie RT est relativement faible de l'ordre de 4 %. L'effet de la CT pour prévenir ou retarder les métastases à distance n'est pas détectable dans la majorité des essais. En près d'un siècle d'utilisation (depuis 1896) des radiations ionisantes dans le

traitement des carcinomes, un grand nombre de schémas ont été proposés.
Depuis 1980, un intérêt considérable est porté sur les possibilités d'améliorer l'index thérapeutique de la radiothérapie en réalisant une irradiation hyper fractionnée et/ou accélérée. Il existe deux options principales pour modifier le fractionnement :
. Augmenter la dose totale par l'hyper fractionnement qui protège davantage les tissus sains ;
. Diminuer le temps total par l'accélération. Délivrer une dose totale identique dans un temps beaucoup plus court pour limiter la repopulation des cellules tumorales survivantes en cours de traitement. Les principales voies de recherche pour augmenter l'index thérapeutique de la radiothérapie dans les carcinomes ont montré que les associations radio-chimiothérapie concomitantes et les modifications du fractionnement peuvent augmenter l'efficacité antitumorale des irradiations, et augmenter la survie des patients au prix d'une augmentation acceptable de la toxicité aiguë, et tardive.

. Le développement de la chimiothérapie
Pendant la Deuxième Guerre mondiale, certains soldats ont été exposés au gaz moutarde. Celui-ci avait une action sur la moelle osseuse. Bientôt, une moutarde d'azote chimique assimilée s'est avérée utile pour traiter un cancer des ganglions lymphatiques. Ces résultats ont jeté la mise au point de plusieurs médicaments nouveaux qui auraient pu être employés contre des cancers.
Lorsqu'une chirurgie partielle est réalisable, il y a un accord général en France pour penser que la chirurgie doit être réalisée.
C'est le cas pour les tumeurs laryngées non accessibles à une chirurgie partielle, mais qui conservent un certain degré de mobilité aryténoïdienne. Le nombre de ces tumeurs est particulièrement important dans les pays où la chirurgie partielle est peu développée. Chez ces patients où le volume et l'infiltration tumorale restent limités, certaines équipes proposent d'emblée une radiothérapie. De plus, la préservation classique avec chimiothérapie première est difficile. Les radiothérapies à fractionnement modifié représentent une alternative intéressante à la préservation classique. Les alternatives chirurgicales à la chirurgie mutilante existent : ce sont les techniques de Pearson et d'Urken. Dans les cancers de l'hypopharynx fixant complètement un hémilarynx, la chirurgie doit

emporter tous les muscles s'insérant sur l'hémicricoïde. L'hypopharynx et l'hémilarynx controlatéral sont très rarement envahis par la tumeur et il est possible d'utiliser l'hémilarynx restant. Pearson a eu l'idée de tubuliser l'hémilarynx restant et de créer un shunt trachéolaryngé fonctionnel avec d'excellents résultats vocaux. Cette technique a été introduite en France en 1996. Elle représente une alternative aux prothèses phonatoires. Urken utilise l'hémi- larynx restant pour une reconstruction laryngée : un greffon cartilagineux, inséré dans un lambeau antébrachial, est appliqué contre l'hémichaton cricoïdien restant en arrière et l'hémicartilage thyroïde restant, ce qui permet de restaurer une filière respiratoire. Cette technique pourrait constituer une véritable alternative à la préservation laryngée, mais seulement chez certains patients sélectionnés. Ainsi, dans l'hypopharynx comme dans le larynx, en France, on réalise une chirurgie partielle quand elle est réalisable et une pharyngolaryngectomie totale en cas de lyse cartilagineuse. Une radiochimiothérapie postopératoire complète l'intervention. L'amélioration des résultats carcinologiques doit rester la priorité. Le traitement des carcinomes des voies aérodigestives supérieures est soit la chirurgie, soit la radiothérapie, soit l'association des deux. Avant 1980, ces carcinomes étaient considérés comme des tumeurs peu chimiosensibles. Au début des années 1980, l'introduction des sels de platine (cisplatine) et le développement de la chimiothérapie néoadjuvante ont permis de démontrer leur chimiosensibilité.

. L'immunothérapie : son développement

Avec la compréhension de la biologie des cellules cancéreuses, plusieurs agents virologiques ont été développés dans la demande de traitement des cancers. Ces traitements sont appelés Brm, modificateur de la réponse biologique. Le plus important parmi ces derniers est les anticorps monoclonaux. Les premiers anticorps monoclonaux rituximab et trastuzumab thérapeutiques (Herceptin) sont approuvés pendant les années 1990 tardives pour traiter le lymphome et le cancer du sein, respectivement.

Les scientifiques étudient également les vaccins qui amplifient la réaction immunitaire des cellules cancéreuses. La partie tardive du XXe siècle a également vu le développement des traitements à visée inhibitrice comme des inhibiteurs de facteur de croissance tel le cetuximab (erbitux). Une autre approche visée est celle des médicaments de formation de récipient d'angiogenèse ou d'anti-sang comme le bevacizumab (avastin).

. Évolution du traitement des cancers en Europe

En 1829 est réalisée l'exérèse chirurgicale « à vif » d'un monstrueux ostéosarcome de la mandibule à l'Écossais Robert Penman. En effet, l'anesthésie à l'éther n'a été utilisée qu'à partir de 1846. L'intervention a duré 25 minutes avec des pauses permettant au malade de « respirer ». Celui-ci a survécu et s'est établi aux États-Unis, avec cependant quelques visites en Écosse, à Édimbourg. Il était bien sûr défiguré, car non reconstruit, mais il a eu une survie prolongée.

Aucune étude particulière n'a été pratiquée jusqu'en 1900, les sarcomes osseux étant habituellement traités par simple résection, c'est-à-dire généralement par amputation du membre sans reconstruction. Puis, viennent deux tentatives pour reconstruire le membre inférieur.

En 1905, Huntington utilise la fibula pédiculée ipsilatérale pour reconstruire le tibia. Les indications d'intervention sur les membres à cette époque sont essentiellement l'ostéomyélite du tibia, les pertes de substance, et les pseudarthroses du tibia. La fibula est appliquée sur les deux extrémités de tibia opéré, soit en parallélisme, soit par centralisation. L'opération est encore utilisée, mais l'épaississement osseux et la consolidation sont inconstants.

En 1930, Van Ness imagine et réalise une opération particulière et très originale. Elle est adaptée aux sarcomes de la partie moyenne et inférieure du fémur, et qui nécessitent la résection du genou. Ce chirurgien pratique une exérèse large et carcinologique : en haut, il reste l'extrémité supérieure du fémur et en bas, les deux os de la jambe. Les tissus mous sont préservés, dont les vaisseaux et les nerfs. Après résection de la diaphyse fémorale et du genou, il réalise une rotation-plastie avec la jambe restante. La face antérieure de jambe devient postérieure et le calcanéum occupe la place du genou. L'avant-pied est ainsi situé à la face postérieure du membre inférieur et le talon joue alors le rôle de pivot antérieur de genou. Une prothèse de jambe permet la marche et la fonction du membre inférieur. Le résultat de cette opération chez l'enfant est très discuté et controversé en raison de l'aspect inesthétique du membre et de l'instabilité du membre restant, parfois constatée. Certains enfants et leurs parents ont alors souvent réclamé l'amputation secondaire.

En fait, avant 1970, le traitement des sarcomes des os longs se limite à la résection, c'est-à-dire souvent à l'amputation.
La révolution s'est faite en 1970. L'avènement de la chimiothérapie couplée à la radiothérapie dans le traitement des sarcomes osseux suscite un réel espoir. Mais, il s'avère rapidement que ces deux traitements ne peuvent dispenser d'une résection chirurgicale ultérieure, en raison des récidives locales constantes comme l'ont démontré les auteurs américains. Il a été découvert deux types principaux de sarcomes osseux chez l'enfant :
- le sarcome d'Ewing survenant habituellement avant l'âge de 10 ans ;
- l'ostéosarcome survenant entre 10 et 30 ans.

. James Ewing
C'est en 1921 que James Ewing (1866-1943) décrit le sarcome qui porte son nom : il est formé de petites cellules rondes. C'est une tumeur osseuse qui atteint en général l'enfant ou le jeune adulte. L'identification de la cellule tumorale demeure incertaine.
Une analyse chromosomique de cette cellule a été utile. La translocation t (11 ; 22) (q24 ; q12) semble caractéristique du sarcome d'Ewing. C'est, après la leucémie myéloïde chronique et certaines formes de lymphome de Burkitt, la troisième tumeur où l'on observe une translocation chromosomique impliquant spécifiquement la partie proximale du bras long du chromosome 22. Ce remaniement pourra être une aide précieuse pour orienter le diagnostic dans certaines formes peu typiques de tumeurs osseuses. De même, il sera intéressant de rechercher une éventuelle relation entre la translocation de la bande q12 du chromosome 22 et la localisation sur ce chromosome 22 de l'oncogène humain c-sis. Et c'est à l'Institut Curie qu'a été découverte en 1984, puis caractérisée en 1992 par l'équipe dirigée par Olivier Delattre alors directeur de l'Unité 830, la translocation chromosomique entre les chromosomes 11 et 22. Cette découverte permet la mise au point en 1994 d'un test diagnostique du sarcome d'Ewing. L'analyse chromosomique des cas de sarcome d'Ewing met en évidence une translocation de la bande q12 du chromosome 22 dans tous les clones cellulaires observés. Cette translocation se fait préférentiellement avec la bande q24 du chromosome 11. Cela permet d'envisager l'existence d'une translocation

chromosomique caractéristique du sarcome d'Ewing et de se rapprocher des résultats obtenus dans d'autres maladies malignes.
Déjà au Moyen-Âge, en France, Henri de Mondeville écrivait en 1320 : *« Aucun cancer ne guérit, à moins d'être radicalement extirpé tout entier. En effet, si peu qu'il en reste, la malignité augmente dans la racine ».* Le traitement a beaucoup évolué. Initialement axé sur la radiothérapie (il est radiosensible), il passe aujourd'hui par la chimiothérapie et l'exérèse du sarcome osseux. La radiothérapie est parfois associée. La chimiothérapie actuellement utilisée pour traiter le sarcome d'Ewing est le protocole VIDE, Euro Ewing 99 qui comporte 4 médicaments. La chimiothérapie des ostéosarcomes est le protocole OS 2006 comportant deux médicaments. Ces protocoles sont extrêmement lourds et agressifs, entraînant souvent des aplasies médullaires et des complications hématologiques graves, et d'autres complications (alopécie, vomissements, lésions muqueuses). Après la chimiothérapie initiale, puis l'exérèse chirurgicale avec la reconstruction, et en fonction du pourcentage de cellules viables résiduelles sur la pièce d'exérèse, une nouvelle chimiothérapie est réalisée.

. L'ère moderne, après 1980

À partir de 1980, des progrès considérables apparaissent. La biopsie de la tumeur devient obligatoire avant toute décision thérapeutique, permettant de réaliser une chimiothérapie d'emblée adaptée au type histologique du sarcome. Puis, selon le protocole, la gestion carcinologique du sarcome osseux est effectuée avec reconstruction dans le même temps. Les premières reconstructions ont été faites avec des prothèses métalliques internes. Leurs inconvénients majeurs sont : l'absence de croissance (il s'agit d'enfants), la fragilité avec ruptures, et l'usure nécessitant des réinterventions. Leur prix demeure élevé.
Ensuite sont arrivées les reconstructions par allogreffes non vascularisées et Jean Dubousset a bien démontré que celles-ci ne se revascularisent jamais et se compliquent souvent de résorption, de rejet, de fracture, d'infection plusieurs années même après leur mise en place, ce qui nécessite là encore des réinterventions. Ces allogreffes ne sont jamais réintégrées.
Plus récemment sont apparus les transplants osseux autologues, vascularisés : la crête scapulaire et la crête iliaque. Ces os sont utiles, mais sont de dimension limitée et de forme incurvée. C'est surtout

la fibula, os long, cortical, qui est utilisée. Elle permet la reconstruction d'une perte de substance de plus de 30 cm.
Notre contribution est triple : la généralisation des transplants osseux vascularisés, l'utilisation du cartilage de croissance et celui du cartilage articulaire de l'épiphyse fibulaire supérieure permettant de réaliser une nouvelle articulation au niveau de l'épaule, ou de la hanche. Dans notre expérience, la nature du sarcome était : ostéosarcome (n=49), sarcome d'Ewing (n=22), autres sarcomes (n=7). L'âge moyen des enfants était de 8,2 ans. Le siège des sarcomes était : l'humérus (n=16), l'avant-bras (n=7), le fémur (n=43), le tibia (n=12). La longueur moyenne de résection était 19 cm (entre 11 et 30 cm). La reconstruction a été réalisée avec la fibula vascularisée en utilisant la diaphyse seule (n=68), l'épiphyse comportant le cartilage de croissance et le cartilage articulaire associés à la diaphyse fibulaire (n=5), la fibula vascularisée associée à une allogreffe (n=6). La vascularisation de la fibula est particulière : la diaphyse fibulaire est vascularisée par l'artère fibulaire et l'épiphyse supérieure est vascularisée par l'artère tibiale antérieure, ce qui oblige en cas de transplantation associée de ces deux éléments à revasculariser les deux pédicules artériels et veineux. La revascularisation du transplant s'effectue généralement sur le pédicule fémoral profond et sur un pédicule musculaire, voire en utilisant des pontages vasculaires. La longueur moyenne du transplant fibulaire était de 20 cm (entre 12 et 31 cm). L'ostéosynthèse était toujours interne par des plaques, en raison de la chimiothérapie postopératoire nécessaire. Cette stratégie évite l'infection par d'éventuelles broches transcutanées. Une palette cutanée fibulaire vascularisée était associée dans 3 cas pour couvrir une résection cutanée, à l'avant-bras ou à la jambe : cette palette cutanée est vascularisée par les branches issues de l'artère fibulaire.
Chez le jeune enfant avant 9 ans, le prélèvement de la fibula doit être reconstruit par une broche de Kirchner associée à une baguette de tibia prélevée du même côté pour éviter la déformation en valgus de la cheville, qui est une complication fréquente. Nous réalisons une syndesmose tibio-fibulaire inférieure par une vis. La durée moyenne d'hospitalisation est de 11 jours (6 à 17 jours). Le recul moyen des interventions est de 16,4 ans (entre 14 et 28 ans). En effet, six enfants ont eu une prothèse avant la reconstruction par fibula. Les examens cliniques et radiologiques permettent de juger de

l'épaississement de la fibula et de la consolidation à chaque extrémité de celle-ci.

. Les résultats des transplants osseux vascularisés.

Aucune mortalité per ou postopératoire n'a été observée. Le taux de survie des opérés dans notre série est de 70 % à 5 ans. Les décès sont liés essentiellement aux métastases pulmonaires. Elles sont opérées lorsque les conditions le permettent. Le délai de consolidation après transplant de fibula vascularisée est en moyenne de 9,3 mois. Le délai avant utilisation complète, sans restriction du membre, est de 24 mois. La croissance permise grâce au cartilage de croissance de la fibula est réelle. De même, le cartilage articulaire de l'épiphyse fibulaire fournit, à l'épaule, et à la hanche, une nouvelle articulation. Une seule fracture a été observée pour la reconstruction du membre supérieur : c'est la seule complication. La reconstruction de l'humérus a été suivie de consolidation avec épaississement de la fibula dans un délai de 9 mois.

Dans le cas de reconstruction des deux os de l'avant-bras, nous avons utilisé un transplant de fibula adapté en forme de U en réséquant un segment de fibula entre les deux branches du U. Pour la reconstruction de l'extrémité supérieure du fémur, le transplant de diaphyse fibulaire associée à l'épiphyse comportant le cartilage de croissance et le cartilage articulaire permet une croissance réelle avec reconstruction de l'articulation coxo- fibulaire. La consolidation osseuse et l'épaississement de la corticale fibulaire sont constants. Cependant, beaucoup de complications bénignes sont survenues pour la reconstruction du fémur essentiellement des pseudarthroses (n =18) ou des fractures (n=9).

. Comment éviter ces complications au fémur ?

L'adjonction d'une baguette de tibia associée à la fibula n'est pas efficace. Le transplant de deux fibulas entraîne une durée prolongée de l'opération. Le transplant de fibula associé à une allogreffe osseuse est la solution retenue pour l'instant : la fibula est placée en position intramédullaire dans l'allogreffe et le pédicule fibulaire est revascularisé. Le but de l'allogreffe associée au transplant osseux vascularisé est d'éviter les complications mécaniques précoces, dont les fractures.

Toutefois, avec un recul de 3 ans, nous avons observé une résorption partielle de l'allogreffe, ce n'est donc pas la solution définitive pour éviter ou traiter les pseudarthroses et les retards de consolidation. Pour éviter ces derniers, nous utilisons des greffons osseux prélevés au niveau de la crête iliaque et appliqués au niveau de chaque extrémité du transplant de péroné. Au niveau du site donneur de fibula, nous avons observé quelques complications : valgus de cheville, paralysie transitoire du nerf sciatique poplité externe, crochet de l'hallux, nécessitant parfois une correction chirurgicale.

. Discussion

Cette longue histoire des sarcomes osseux de l'enfant est dominée par la chimiothérapie et, après résection carcinologique du sarcome, par la reconstruction du membre. Le transplant de fibula vascularisée semble actuellement la solution la plus efficace. La fibula a beaucoup d'avantages : c'est un os cortical longitudinal adapté à de longues pertes de substance (jusqu'à 30 cm). La dissection de la fibula est simple et permet à deux équipes d'opérer simultanément. Le cartilage de croissance de la fibula est utilisable et la croissance est réelle après transplantation. Le cartilage articulaire de l'épiphyse fibulaire supérieure peut être prélevé pour la reconstruction de l'extrémité supérieure de l'humérus ou du fémur, permettant de reconstruire les articulations de l'épaule ou de la hanche. Dans ces deux cas, deux pédicules vasculaires doivent être revascularisés : le pédicule tibial antérieur pour l'épiphyse fibulaire et le pédicule fibulaire pour la diaphyse, car la fibula a une double vascularisation. La fibula est un matériau biologique. Or, le matériel osseux idéal est un os vivant, vascularisé, autologue, qui s'épaissit et ne se résorbe pas. Le transplant vascularisé de fibula répond à ces critères. Ce transplant fibulaire peut se briser : il consolide spontanément, car il est vascularisé et un traitement orthopédique avec une immobilisation est indiqué. Le résultat final est obtenu au bout de deux ans et il est définitif.

Pour améliorer les résultats de la reconstruction du fémur et spécialement pour éviter les complications comme les fractures, l'avenir est peut-être d'associer la fibula vascularisée à un substitut osseux comme les cellules souches, car l'allogreffe utilisée a des complications spécifiques : résorption, fracture et infection tardive en particulier.

Le transplant libre vascularisé de fibula offre une technique sûre de reconstruction après résection de tumeur osseuse au niveau des os longs. La consolidation osseuse a été obtenue chez tous les opérés avec un bon résultat fonctionnel. Comparée à d'autres techniques comme les prothèses, la fibula est une technique peu coûteuse. En effet, la conservation des membres est devenue la règle en chirurgie carcinologique des sarcomes des os longs des enfants. Grâce à la chimiothérapie et à la radiothérapie préopératoire, la taille du sarcome se limite avec une encapsulation. La résection est alors réalisée. Toutes les techniques de reconstruction doivent être connues par les chirurgiens pour traiter les enfants, afin d'effectuer la meilleure sélection. Le bon choix final du traitement dépend des caractéristiques du cancer, des possibilités techniques, de l'environnement. Le transplant de fibula vascularisé est la solution biologique : le résultat est définitif. Les enfants reprennent une vie normale. C'est actuellement la technique de choix.

Références bibliographiques :

- Adam P. & Herzlich C., *Sociologie de la maladie et de la médecine*, Paris, 1994, pp.19-20.
- Doll R. & Peyo R., « Mortality in relation to smoking : 20 years observations on male. », in *Br. Med.*, 1976 : 1525-1526.
- Imbault-Huart M. J., « Histoire du cancer », in *L'Histoire*, 1985 ; 74.
- Laccourreye O., Veivers D., Bassot V., Ménard M., Brasnu D. & Laccourreye H., « Analysis of local recurrence with selected T1-3NOMO squamous cell carcinoma of the true vocal managed with a platinum-based chemotherapy-alone regimen for cure. », in *Ann. Otol. Rhinol. Laryngol.*, 2002.
- Lancé M., « La chirurgie du temps jadis », in *Cancer Info*, 1999 ; 58 : 13.
- Mamelle G. & al., « Lymph node prognostic factors in head and neck squamous cell carcinomas. », in *Am. J. Surg.*, 1994.
- Nectoux J. & Parkin D. M., « Les variations géographiques des cancers du larynx et de l'hypopharynx par sous-localisations géographiques. », in *Bull. Cancer.*, 1990 : 137-146.

Surveillance post-thérapeutique

. La désescalade chirurgicale

Il est utile de rappeler que j'ai été chirurgien, chef de service à l'Institut Gustave Roussy pendant dix ans, pour la microchirurgie et les transplants tissulaires, pour les départements ORL et de chirurgie générale. La surveillance des cancers des voies aérodigestives supérieures (VADS), quel que soit le traitement (chirurgie, radiothérapie, ou traitements combinés), est axée sur le dépistage d'un événement carcinologique et sur l'évaluation des séquelles et des complications.

. Dépistage de la survenue d'un événement carcinologique

Le dépistage précoce d'un accident carcinologique est fondamental pour espérer pouvoir le traiter dans les meilleures conditions. Cet événement carcinologique peut être de quatre ordres.

1- Récidive locale

Elle est d'autant plus à craindre que la tumeur est de stade avancé.

Cette consultation de surveillance doit commencer par un interrogatoire précis à la recherche d'un signe fonctionnel nouveau. On se méfiera en particulier de l'apparition de douleurs.

Le dépistage. Il repose sur un examen clinique bien fait, ce qui n'est pas toujours facile lorsque le patient présente par exemple un trismus gênant, voire rendant l'examen impossible. Cette récidive est surtout fréquente au cours des deux premières années, mais elle peut survenir plus tardivement. Sur le plan pratique, il est sage de surveiller les patients tous les deux mois les deux premières années, tous les quatre mois au cours des 3e, 4e, et 5e années, puis tous les six mois. En cas de doute, l'examen clinique en consultation sera complété par un examen endoscopique, possible seulement si le malade n'a pas de trismus ou par un scanner, et une IRM. Il est utile de réaliser quatre mois après le traitement initial un bilan radiologique qui servira de référence pour l'interprétation des clichés ultérieurs. Le dépistage de la récidive sera important dès que l'on pourra proposer un traitement efficace. On peut s'aider du PET scan pour faciliter le diagnostic de récidive. La chirurgie de rattrapage n'est possible que dans un nombre limité de cas : 18,8 % sur 441 cancers de l'oropharynx à la suite des travaux de l'IGR. Les résultats de cette chirurgie de rattrapage sont très médiocres (52 % pour G. Mamelle). Si le malade n'est pas opérable, on pourra discuter soit d'une irradiation classique, soit d'une irradiation séquentielle associée à une chimiothérapie. Les sites tumoraux les plus compatibles avec une réirradiation sont le cavum et l'oropharynx.

2- Récidive ganglionnaire

L'interrogatoire et l'examen clinique permettent le diagnostic de cette récidive. On demandera au moindre doute un scanner et une IRM. Toutefois, le PET scan est l'examen le plus performant. Les récidives ganglionnaires se rencontrent surtout dans les deux premières années.

3- Recherche d'une métastase

On recherche une douleur thoracique osseuse, une altération de l'état général. Le cliché thoracique évoquera le diagnostic, car les métastases pulmonaires sont les plus habituelles. Un scanner thoracique sera demandé au moindre doute. La fréquence des métastases varie de 1 % à 18 %. Les métastases sont découvertes pour moitié dans l'année qui suit le diagnostic de tumeur primitive. Dans 68 % des cas, c'est la radiographie systématique qui a permis le diagnostic. Les métastases osseuses existent chez 25 % des malades métastatiques. Elles sont dépistées dans 84 % des cas devant des douleurs. Le diagnostic repose sur l'aspect ostéolytique des radiographies. Le pronostic est toujours très sombre : 2/3 des patients décèdent dans les trois mois après le diagnostic. Les métastases hépatiques représentent moins de 10 % des métastases. Leur diagnostic repose sur l'échographie abdominale. La survie n'excède pas six mois. En pratique, les métastases seront à craindre en cas de tumeur avancée du nasopharynx et de tumeurs classées T3 ou T4.

. Recherche d'un deuxième cancer des VADS

Trois localisations sont prédisposées aux cancers synchrones : le plancher buccal, l'hypopharynx et le voile du palais. Dans cette dernière localisation, la fréquence des deuxièmes cancers atteint plus de 50 %. Ils peuvent survenir toute la vie du patient soit avant le cancer du voile, soit en même temps, soit après celui-ci. Le délai moyen d'apparition de la seconde localisation est de 32 mois. La fréquence élevée de cette 2e localisation doit conduire à envisager cette possibilité dès la survenue de la première localisation. La seconde localisation nécessite de prolonger la surveillance au-delà des cinq ans classiques. Quelle est la technique de surveillance recommandée ? La solution à l'Institut Gustave Roussy est de pratiquer un examen clinique très soigneux et régulier, et de ne pratiquer une endoscopie que sur des signes d'appel.

. Quelles sont les séquelles ?

Les cancers des VADS se développent au niveau d'organes majeurs de la vie de relation : voix, parole, déglutition et aspect morphologique. Les séquelles engendrées par les traitements sont souvent importantes et retentissent de façon durable sur la vie du patient.

- Séquelles phonatoires : elles affectent les patients traités pour un cancer du larynx ou de l'hypopharynx, et aussi les tumeurs avancées de la cavité buccale, et de l'oropharynx.
- Cancers laryngés et pharyngolaryngés.

La radiothérapie délivrée par des petits champs pour un cancer du plan glottique ne laisse pas de séquelles vocales. Délivrée en grand champ, la dysphonie par œdème est fréquente : environ 50 % des patients. La chirurgie laryngée pour cancer a toujours des modifications de la voix. La chirurgie endoscopique au laser provoque des séquelles vocales limitées, gênantes. La chirurgie du plan glottique par voie externe laisse toujours une voix modifiée. La rééducation orthophonique améliore la voix qui permettra la reprise des activités sociales et professionnelles. Après laryngectomie totale, les séquelles phonatoires sont importantes. La rééducation par apprentissage de la voix œsophagienne doit commencer précocement. La difficulté de l'acquisition de la voix œsophagienne conduit à poser lors de la laryngectomie une prothèse implantable de type Provox qui réalise un shunt trachéo-œsophagien. Cette prothèse permet dès la cicatrisation d'obtenir une voix excellente immédiate.

. Cancers de l'oropharynx

Les séquelles phonatoires varient selon le site et le volume tumoral. L'exérèse de la totalité du voile du palais, ou d'une tumeur linguale, ou pelvi-linguale laissera des troubles de l'élocution.

. Séquelles affectant la déglutition.
Elles sont très fréquentes, induites par la radiothérapie ou après des traitements chirurgicaux.
- L'hyposialie.
Elle est constante après l'irradiation des muqueuses et des glandes salivaires. L'hyposialie entraîne un inconfort important pour les patients qui seront obligés de sélectionner la nature et la texture de leur alimentation. Une alimentation exclusivement mixée a un retentissement social et familial. Actuellement, il n'existe pas de traitement valable de l'asialie. La radiothérapie peut provoquer une dysphagie par la fibrose sous-muqueuse et des muscles du pharynx. Il existe des troubles de la déglutition après radio-chimiothérapie. Il existe ainsi plusieurs anomalies réelles : diminution des mouvements de la base de la langue, immobilité de l'épiglotte, fermeture incomplète du larynx, stase dans les vallécules, sténose hypopharyngée, reflux de liquide par le nez, stase œsophagienne.
- Troubles de la déglutition induits par la chirurgie.
Toute chirurgie de la cavité buccale a des effets sur la mastication et la déglutition. Les séquelles induites par la chirurgie de la langue et du plancher buccal sont proportionnelles à l'importance de l'exérèse. Dès que la margelle est touchée, il existe des troubles de la déglutition. Une rééducation de la déglutition avec une orthophoniste est indiquée.
- Impact sur la qualité de vie.
La modification de la voix et de la déglutition a des impacts sur la qualité de vie. Il existe un effet négatif de la radio-chimiothérapie concomitante sur la qualité de vie.

- Séquelles dentaires.
Elles sont secondaires à l'effet des rayons X sur les dents et l'effet indirect de l'asialie sur les dents, et les gencives avec stagnation des particules alimentaires, et des pullulations de micro-organismes. La prévention comporte des soins dentaires et l'application quotidienne de fluor sur les arcades dentaires, toute la vie.

- Séquelles trophiques.
Elles comportent des séquelles neuromusculaires. Elles sont limitées en réduisant le nombre des évidements ganglionnaires complets radicaux classiques au profit d'évidements sélectifs. Les résultats

carcinologiques sont identiques. Les séquelles trophiques dépendent des champs d'irradiation, des doses et de l'association avec la chimiothérapie. Le trismus est fréquent après irradiation. Ces séquelles sont parfois très invalidantes. L'œdème cervico-facial réalise le « jabot sous-mentonnier » important le matin et celui-ci s'améliore dans la journée. Les nécroses muqueuses existent surtout au niveau des muqueuses de recouvrement de la mandibule. Elles apparaissent six à huit mois après le traitement. Les ulcérations muqueuses sont souvent traînantes, récidivantes.

- Séquelles esthétiques.

Leur importance dépend de l'étendue de l'exérèse chirurgicale. Elles intéressent particulièrement trois localisations : les cancers du maxillaire supérieur, ceux avec mandibulectomie et les cancers étendus à la peau cervico-faciale. Parmi les cancers du massif facial, ceux qui imposent le sacrifice du cadre orbitaire, du malaire ou de la pyramide nasale ont plus de retentissement esthétique, mais il convient de pratiquer une désescalade dans les exérèses, éviter d'être dévastateur et ces séquelles pourront être minorées par la qualité de la réparation : l'utilisation de lambeaux microchirurgicaux est très utile. Ainsi, il convient de croiser la prudence des exérèses et la qualité des reconstructions. Le sacrifice de la symphyse mandibulaire entraîne un lourd préjudice morphologique, phonatoire et de la déglutition. De telles exérèses antérieures doivent être réparées par des transplants libres osseux vascularisés de péroné. Cette technique de réalisation délicate transforme l'aspect esthétique et améliore la vie sociale, et familiale des patients.

- Séquelles douloureuses.

Ce sont des douleurs consécutives à la section des branches nerveuses ou à l'irritation de ces branches par la radiothérapie.
L'apparition de douleurs laisse craindre la survenue d'une récidive locale ou ganglionnaire.

- Autres séquelles.

De nombreuses autres séquelles sont observées dans la surveillance d'un patient traité pour cancer dont :

. une rhinite croûteuse après irradiation est prévenue par des lavages fréquents des fosses nasales ;

. une surdité après irradiation ou chimiothérapie par cisplatine.
. des troubles neurologiques à type de myélite, de troubles ophtalmologiques, de troubles de l'olfaction, du goût et une insuffisance thyroïdienne qui sont observés.

Le chirurgien doit s'attacher à la lutte contre le tabagisme et l'alcoolisme de son patient. Il convient d'apporter un soutien psychologique à ses patients : après une période de combativité face à la maladie, de nombreux patients présentent des dépressions réactionnelles.

Références bibliographiques :

- Ewing M., Martin H., « Disability following radical neck dissection. », in *Cancer*, 1952.
- Germain M. A., Demers G., Mamelle G., Julieron M. & al., « Reconstruction de l'étage moyen de la face par transplants libres », in *Chirurgie*, 1999.
- Julieron M., Germain M. A., Schwaab G. & al., « Apport des lambeaux libres osseux dans la réhabilitation esthétique et fonctionnelle après mandibulectomie interruptrice. À propos de 38 cas. », in *Ann. Otolaryngol.*, Paris, 1996.
- Mamelle G., Pampurik J., Lancar R., Julieron M., Marandas P. & al, « Facteurs pronostiques ganglionnaires dans les carcinomes épidermoïdes de la tête et du cou. », in *Facteurs pronostiques des carcinomes des voies aérodigestives supérieures*. F. Demard, Masson (éd.). Paris. 1997.

Historique des lambeaux

Il est dérisoire aujourd'hui de penser que le baron Boyer pouvait écrire en 1830 que la chirurgie était parvenue à son apogée et qu'aucun progrès ne pouvait plus être fait. Il est vrai que même en 1960, la tentation était grande d'admettre que rien de bien nouveau ne viendrait faire progresser les possibilités de la chirurgie réparatrice. Une nouvelle approche de la chirurgie de reconstruction s'est alors développée. C'est une véritable révolution dans ses principes : en particulier la description du pédicule vasculaire et dans ses applications et ses modalités.

Les nombreuses références bibliographiques, les notions d'anatomie et de techniques précises et ses indications se sont précisées et ont été bien argumentées. Il y aura d'autres évolutions, d'autres révolutions qui renouvelleront complètement la chirurgie de reconstruction. Et préparons-nous comme le recommandait René Leriche à vivre encore de *« belles aventures chirurgicales »*.

En 1980, je découvrais la brusque émergence des publications sur les lambeaux musculo-cutanés. La microchirurgie et les microchirurgiens croyaient que cette activité donnerait le diplôme de plasticien. C'était inexact. L'esthétique n'était pas encore bouillonnante des technologies nouvelles.

Les lambeaux myocutanés confortaient ceux que l'âge n'autorisait pas à se lancer dans l'apprentissage des sutures au microscope opératoire. Le lambeau de latissimus dorsi, né avec le siècle, devenait une vedette. À Norfolk, nous avons été aux cours de Charles Horton. En France, nous avons dû nous interroger sur les causes du retard apporté au développement de cette technique.

Déjà, Salmon en 1936 avait écrit que la circulation cutanée était musculo-dépendante. Il nous a manqué cette étincelle qui fait les découvertes ou les redécouvertes. Dans la lumière de notre activité se cache quelque chose à découvrir ou à reconnaître qui transformera notre chirurgie. La chirurgie plastique est la seule spécialité dont le nombre de lits augmente dans le plan directeur de l'Assistance publique.

Les lambeaux musculaires et musculo-cutanés font partie des acquisitions récentes de la chirurgie et le développement de ces

techniques est dû à plusieurs auteurs. Citons en premier lieu les précurseurs. Tansini, en 1896 puis en 1906, réalise le premier lambeau musculo-cutané de grand dorsal pour reconstruire le sein. En 1898, Golovine décrit le lambeau du muscle temporal.
Les anatomistes mettent en évidence les bases de cette chirurgie sans en découvrir les applications avec Campbell en 1919 : celui-ci étudie la vascularisation musculaire. En 1933-1936, Salmon publie ses travaux sur l'anatomie vasculaire des muscles et de la peau. En 1955, Owens, puis Bakamjian en 1963, proposent les premiers transferts musculaires au niveau de la face et Ger en 1966 décrit les lambeaux musculaires au niveau des membres inférieurs. Dans la période actuelle, il est difficile de citer tous les auteurs, mais certains noms ont marqué ces années récentes comme Huesta et Orticochea en 1978, Mac Graw, Demergasso en 1979, Mathes et Nahai, tous anatomistes et chirurgiens plasticiens, en 1978. Et tant d'autres. En 1981, une application indirecte est publiée par Ponten avec les lambeaux cutanéo-aponévrotiques.
Le concept des lambeaux musculo-cutanés a considérablement transformé la chirurgie plastique. On peut attribuer (selon les recommandations de S. J. Mathes et F. Nahai en 1980) la paternité des lambeaux musculaires à Ger (1971).
Dès 1966, il a préconisé l'utilisation des lambeaux musculaires de jambe pour la couverture des pertes de substance des parties molles au niveau du membre inférieur. Depuis ces années et dès 1975, les lambeaux musculo-cutanés ont permis de résoudre un très grand nombre de difficultés complexes de l'extrémité céphalique, du tronc et des membres inférieurs. Ces techniques ont une très grande fiabilité et il faut connaître parmi les muscles les plus utilisés, l'anatomie, la technique et les principales applications.
Au niveau de la tête et du cou, dès 1955, Owens a préconisé l'utilisation des lambeaux musculaires en chirurgie réparatrice des cancers de l'extrémité céphalique. Il a été rapidement suivi par l'Argentin Orticochea qui a développé le concept des lambeaux musculo-cutanés en 1972. L'Américain Mac Craw en 1980 a effectué un travail considérable. Il a précisé la définition du concept de lambeaux musculo-cutanés basés sur un pédicule artériel et veineux, et comportant entre la peau, et le muscle des artères perforantes destinées à irriguer les téguments de surface.
Salmon, en 1936, avait précisé la vascularisation de la peau.

La surface cutanée suturable désigne la surface cutanée qui après suture des berges donnera une cicatrice de bonne qualité sans qu'il soit nécessaire de couvrir la perte de substance par une greffe cutanée. Cette notion permet de donner une frontière à la prise d'un lambeau musculo-cutané sans que les séquelles esthétiques en soient trop importantes. La surface recouvrable désigne l'aire que chaque lambeau musculo-cutané peut atteindre après rotation sur son pédicule. Cette surface cutanée recouvrable représente une aire de balayage du lambeau, variable avec chacun des lambeaux. Cette surface recouvrable peut recouper la surface d'autres muscles utilisables.

Ainsi, on dispose sur le corps humain d'un ensemble d'aires de balayage correspondant à des lambeaux musculo-cutanés différents qui, se recoupant les uns les autres, permettent de résoudre des situations cliniques difficiles. Au niveau de l'extrémité céphalique et du tronc, les lambeaux sont le plus souvent des lambeaux musculo-cutanés, mais, au membre inférieur, ils sont en général musculaires purs, car la surface cutanée suturale à ce niveau est extrêmement minime et il devient nécessaire de greffer la zone de prélèvement en cas de lambeau musculo-cutané. Dans tous les cas, la cicatrisation complète est obtenue en deux semaines. Les taux d'échecs de ces lambeaux se situent entre 5 et 11 % et ces techniques auront un développement important (Mathes,1978). La question est de savoir quelle est la place à donner à ces lambeaux musculaires et musculo-cutanés pédiculés par rapport aux lambeaux libres vascularisés de même type, lorsque le pédicule ne permet plus le transfert d'un tel lambeau au niveau du site receveur.

Artères et nerfs forment de véritables pédicules vasculo-nerveux qui présentent une certaine constance anatomique et chaque muscle est un lambeau potentiel. Les muscles sont classés en fonction de leur vascularisation. Mathes et Nahai reconnaissent 5 types de vascularisation :

Type1 : Un seul pédicule vasculaire. La fiabilité est très importante dans ces muscles avec un seul pédicule.

Type 2 : Un pédicule vasculaire dominant associé à des pédicules accessoires. Ce sont les plus nombreux.

Type 3 : Deux pédicules dominants provenant de territoires artériels différents.

Type 4 : Vascularisation segmentaire par pédicules multiples.
Type 5 : Un pédicule dominant et des pédicules secondaires de distribution segmentaire.

. Le lambeau musculaire et musculo-cutané du grand dorsal

Le lambeau musculo-cutané du grand dorsal est une solution et une priorité de la chirurgie reconstructrice au niveau du tronc, de la région du cou et de la partie basse de l'extrémité céphalique.
C'est un lambeau qui a un grand intérêt comme lambeau micro-vasculaire libre ce qui explique pourquoi son anatomie a été intensément étudiée (Mitz 1981). Le promoteur de ce transplant a été l'Italien Tansini (1896) : il l'a employé pour reconstruire la surface thoracique antérieure après exérèse d'un cancer du sein. En 1977, Schneider a repris cette technique ainsi qu'Olivari en 1972.
Le muscle grand dorsal est un des plus grands muscles de l'organisme : il est large et plat au niveau de ses insertions thoraciques inférieures, et se rassemble en un tendon qui se retourne sur lui-même pour se fixer au niveau de la coulisse bicipitale. Ce tendon forme la paroi postérieure de l'aisselle. Tout au long de ce trajet, le muscle grand dorsal contracte des rapports avec des muscles de voisinage : le muscle grand rond essentiellement, qui est plus profond, le muscle grand dentelé et le petit dentelé inférieur, et postérieur. Le muscle rhomboïde est un rapport plus profond. Le muscle grand dorsal porte le bras en dedans et en arrière. C'est le muscle des grimpeurs. La vascularisation du muscle grand dorsal souligne deux faits saillants. Nahai en 1980 précise que le pédicule du grand dorsal pénètre le muscle 10 cm sous l'origine du tendon. L'artère qui pénètre le muscle se divise bientôt en deux branches : externe et interne. La vascularisation artérielle du muscle est axiale. Le même auteur a aussi précisé l'arc de rotation du grand dorsal. Il est centré sur le point d'entrée des vaisseaux de la face profonde du muscle, il autorise un très grand déplacement allant de la joue jusqu'à la région épigastrique. Mais, la région centrofaciale est hors d'atteinte du muscle grand dorsal. Seule, la portion charnue du muscle représente une fiabilité suffisante. En 1981, Mitz souligne les avantages du lambeau musculo-cutané de grand dorsal : il permet de prélever des zones cutanées de grandes dimensions, car la peau dorsale est parfaitement vascularisée par le muscle. Pour pouvoir suturer la zone de prélèvement, il semble qu'il ne faille pas

dépasser 10 à 12 cm de largeur de peau prélevée. Il faut inclure dans le prélèvement le nerf du grand dorsal. Il est possible de prélever des fuseaux cutanés en toute direction au niveau du grand dorsal. Harii, en 1976, décrit un gigantesque lambeau composé du muscle grand dorsal et de la peau inguinale. La vitalité de ce lambeau est excellente selon un grand axe vasculaire depuis l'aine jusqu'à l'aisselle. La fiabilité de ce lambeau est extraordinaire : 5,9 % d'échec. Le préjudice esthétique de ce lambeau grand dorsal est faible. L'indication principale du lambeau musculo-cutané de grand dorsal est la reconstruction thoracique après exérèse de cancer du sein.
Les autres indications de choix sont la reconstruction du membre supérieur, notamment la face interne du bras (Mitz 1981). En 1982, Watson répare la région cervicale, y compris la région endo-buccale, avec le lambeau musculo-cutané de grand dorsal.
Ainsi, le lambeau musculo-cutané de grand dorsal est très utile dans les lésions du tronc, du membre supérieur, du cou et du pôle céphalique inférieur. Cependant, le pédicule vasculaire doit être respecté et disséqué au minimum pour obtenir la meilleure fiabilité. C'est la possibilité de rayonnement qui représente la limitation de l'utilisation du muscle, surtout la reconstruction du sein après exérèse de cancer.

. Le lambeau musculo-cutané du grand pectoral
Le muscle grand pectoral permet le prélèvement d'un lambeau musculo-cutané d'une grande fiabilité vasculaire indiquée pour la couverture des pertes de substances cervico-faciales. En 1968, Hueston a utilisé le lambeau musculo-cutané du grand pectoral pour la première fois pour couvrir une perte de substance médio-thoracique secondaire à l'exérèse large d'un fibrosarcome. Mac Conchie en 1968 a permis son utilisation accrue et a largement étendu les indications. C'est le procédé de choix dans les pertes de substance étendues cervico-faciales. En 1978, dans la classification de Mathes et Nahai, le lambeau musculo-cutané de grand pectoral apparaît au type V, car il comporte un axe vasculaire principal constitué par la branche thoracique de l'acromio-thoracique. La vitalité du territoire cutané est assurée par le pédicule principal. Les avantages de ce lambeau, rapportés par Hueston sont nombreux : excellente fiabilité vasculaire, grande surface cutanée. Il est peu mutilant, le résultat est stable dans

le temps. L'avantage carcinologique est réel, car le lambeau est à distance de la zone envahie. Les indications de ce lambeau sont multiples permettant une exérèse carcinologique large avec résection des tissus qui ont subi la radiothérapie, au niveau de la paroi thoracique, du creux axillaire, du cou au niveau facial bas, de la région labio-mentonnière. La reconstruction jugale et endo-buccale, faciale à sa partie haute, orbitaire et temporo-pariétale est indiquée. L'utilisation combinée de deux lambeaux permet de reconstruire les deux faces d'une perte de substance transfixiante de la joue.

. Le lambeau musculo-cutané de trapèze

En 1976, Demergasse l'a utilisé pour une perte de substance buccale. Il est peu délabrant, a un grand arc de rotation, la quasi-constance d'un pédicule vasculaire : l'artère cervicale transverse.
En 1968, Huelke souligne sa mobilité de 180° et il peut remplacer toute la cavité orale. Son intérêt le conduit à reconstruire les versants muqueux et cutanés, car il est mince. Le lambeau musculo-cutané de trapèze, par sa mobilité, sa sécurité, sa souplesse, et la possibilité d'adjoindre un segment osseux mérite une place privilégiée dans la reconstruction de tous les segments de la moitié inférieure de la face et du tractus digestif haut.

. Le lambeau musculo-cutané de sterno-cléido-mastoïdien

Ce lambeau est un des plus anciens utilisé en chirurgie. En 1955, Owens le décrit. Son principal intérêt est son aptitude à couvrir les gros vaisseaux du cou et pour combler les pertes de substances faciales et mandibulaires, et Salmon en 1936 avait déjà jeté les bases anatomiques exploitables. Le lambeau de sterno-cléido-mastoïdien permet de transposer une palette cutanée de 9 cm de large. L'arc de rotation est très vaste et couvre toute la région antérolatérale du cou jusqu'au sillon naso-génien.
Le préjudice fonctionnel est modéré, car ce muscle sert à la rotation de la tête. Les indications du lambeau de sterno-cléido-mastoïdien sont nombreuses au niveau de toute la région jugulo-carotidienne : couverture des vaisseaux exposés, couverture des pontages carotidiens, couverture de la mandibule. Elles sont rapportées par Simssen en 1978. Staub décrit la reconstruction de la région parotidienne en 1979. Ce lambeau est destiné à reconstruire la région latérofaciale basse. Il a un intérêt pour reconstruire les pertes de substance profondes.

. Le lambeau musculo-cutané de peaucier ou platysma
En 1887, l'Autrichien Gersung à Vienne a décrit ce lambeau. Dès 1963, Tessier décrivait des lambeaux pédiculés sous-cutanés. Puis, en 1976, Tessier a appris ce lambeau à l'Américain Futrell. C'est un muscle plat étendu depuis les commissures labiales et la lèvre inférieure jusqu'aux régions claviculaires. Les zones idéales de recouvrement sont représentées par les faces latérales et inférieures des joues, et le plancher buccal. Marchac en 1982 souligne que le lambeau de peaucier est indiqué pour reconstruire la partie basse de la joue et toute la portion latérobuccale.
Delerm en 1984 souligne l'intérêt de ce lambeau pour reconstruire les pertes de substance des bucco-pharyngectomies transmaxillaires. Ce lambeau est difficile d'utilisation avec 20 % d'échecs.

. Le lambeau musculaire de temporal
Son intérêt est la couverture de la région orbito-faciale, bien décrite par Tessier et Krastinova en 1982. Selon Rouvière en 1978, ce muscle naît de toute l'étendue de la fosse temporale et de la face profonde de l'aponévrose temporale. Le muscle se ramasse et converge au niveau de l'apophyse coronoïde. Le muscle temporal est un des quatre muscles masticateurs. Le préjudice esthétique est la vacuité de la fosse temporale. Tessier en 1982 a recommandé de ne prendre que la moitié antérieure du muscle temporal pour cette raison. La principale indication est représentée par les pertes de substance de la région orbitaire. Les reconstructions de la région jugale peuvent aussi être pratiquées.

. Le lambeau musculo-cutané palpébral supérieur
Tessier en 1981 l'utilise dans la reconstruction palpébrale inférieure. L'indication est la reconstruction de la paupière inférieure.

. Le lambeau musculo-cutané de grand droit de l'abdomen
En 1977, Mathes et Bostwick décrivent ce lambeau pour reconstruire la paroi abdominale controlatérale. La même année, Mc Craw définissait les territoires vasculaires du grand droit. Le muscle grand droit est un muscle allongé, étendu du pubis à la paroi inférieure du thorax. En 1979, Robbins transfère ces éléments en îlots. En 1982, Hartrampf apporte une idée nouvelle. Il utilise un vaste lambeau cutané abdominal bilatéral pédiculisé sur un seul muscle grand droit

dont seules les attaches supérieures sont conservées avec l'artère épigastrique supérieure.
La grande quantité de graisse qu'il contient lui permet la reconstruction d'un sein amputé. Ce lambeau doit être réservé aux patientes en excellent état général, très motivées, car les complications locales et générales sont sérieuses. Cette technique laisse une lourde rançon cicatricielle abdominale. En 1982, Lejour montre les possibilités d'un lambeau prélevé dans la partie céphalique du muscle avec une bande transversale de peau, imaginé par Vasconez en 1980. Il a trouvé et réalisé un îlot musculaire couvert d'un îlot de peau. Le lambeau controlatéral a de nombreux avantages : peau abondante, pas de séquelles gênantes. Il est prudent de faire un test à la fluorescéine en peropératoire en raison des variations de l'artère épigastrique supérieure. Ce lambeau est indiqué si le grand dorsal ne peut être utilisé.

. Les progrès des connaissances
En 1981, Marschal affirme que les lambeaux musculo-cutanés pédiculés fournissent une surface cutanée excédentaire importante. La rançon cicatricielle est faible : ce sont des alternatives pour la reconstruction de la paroi thoracique. Toutefois, certains compromettent discrètement la solidité de la paroi abdominale. Les lambeaux musculo-cutanés semblent couvrir toute la surface du tronc et de la face. L'indication principale de ces lambeaux réside dans les reconstructions cancérologiques ou post-traumatiques.

. Lambeaux musculo-cutanés des membres inférieurs
Selon Magalon, en 1982, dans 67 % des cas, les chirurgiens utilisent au niveau des membres inférieurs des lambeaux musculaires purs couverts de greffes de peau mince. Au niveau de la jambe, il est nécessaire d'utiliser plusieurs muscles. La technique des vastes lambeaux myocutanés est indiquée pour couvrir la crête tibiale. Dès 1966, Ger a étudié les lambeaux musculaires des membres. Le grand fessier est le plus superficiel des muscles de la fesse, large, épais. Ce muscle joue un rôle important dans la stabilisation de la hanche. C'est le muscle de l'ascension des escaliers. C'est le plus énergique des extenseurs de la cuisse. Le tenseur du fascia lata est situé à la partie supérieure et externe de la cuisse. Ce lambeau musculo-cutané possède un double arc de rotation, antérieur et postérieur. La

rotation antérieure permet de recouvrir la région inguinale, le périnée. La rotation postérieure peut atteindre la région anale et le sacrum. Ce lambeau est très utilisé dans le traitement des escarres trochantériennes et ischiatiques. En 1924 Mac Kenzie, et en 1934 Wagenstein l'ont utilisé dans les reconstructions des parois abdominales, pour les séquelles de radiodermite abdominale, les hernies inguinales récidivantes, les pertes de substance traumatiques. Il a été repris par Magalon en 1982.
Le lambeau de fascia lata est remarquable par sa quantité de tissus mobilisables et sa fiabilité quasi constante.

. Le lambeau musculo-cutané de vaste externe
C'est un procédé de couverture des escarres trochantériennes. Il comble les larges berges décollées de l'escarre. En 1933, Salmon a décrit les vaisseaux perforants destinés à la peau de la face externe de la cuisse. Selon Rouvière en 1978, ce muscle est la partie externe du quadriceps.

. Le lambeau musculo-cutané du droit interne
C'est un muscle rubané, mince situé à la face interne de la cuisse.
Il est utilisé, précise Magalon, en 1982, pour la reconstruction de l'extrémité supérieure de la cuisse, de la région périnéale, du pubis. La surface cutanée transposable est directement suturable. Mc Craw l'évalue à 6x24 cm. Les séquelles esthétiques sont minimes.

. Le lambeau musculo-cutané de jumeaux interne et externe
Il forme le relief superficiel du mollet. Les jumeaux font partie du triceps sural avec le soléaire. Selon Mc Craw en 1976, ce lambeau prélève en bloc le muscle, l'aponévrose et la peau sous-jacente. Toutes les pertes de substance traumatiques ou postopératoires entre le bord supérieur de la rotule et le tiers moyen de jambe sont le champ électif de ce lambeau. Ce lambeau est d'une fiabilité absolue. Il possède un pédicule unique, large et constant. Les jumeaux n'interviennent vraiment que dans les mouvements comportant l'extension de la cheville et du genou comme le grimper ou la course et le dernier temps du pas.

. Le lambeau musculaire de soléaire

Ce plan musculaire profond du triceps sural est utilisé seul ou en association avec le jumeau interne. Il est utilisé pour le comblement des pertes de substance de la partie moyenne de jambe. L'indication la plus fréquente est le fracas ouvert de jambe. Son prélèvement n'entraîne aucun déficit notable. On marche avec le soléaire, on court avec les jumeaux. Selon Harrison en 1981, les muscles du pied sont d'utilisation facile, mais limitée.

. Les lambeaux cutanéo-aponévrotiques

Ponten en 1981 a montré la possibilité de tailler de longs lambeaux cutanéo-aponévrotiques de jambe. Le principal avantage de ces lambeaux est leur minceur et leur étroitesse. Ils évitent la rançon du prélèvement musculaire.

Quels sont les examens utiles pour prélever les lambeaux ?

L'artériographie est d'indication exceptionnelle, alors que le Doppler est utile avant, au cours, puis comme surveillance postopératoire. Le test à la fluorescéine vérifie la vascularisation des lambeaux. Pour la couverture des lambeaux musculaires, il est possible de les couvrir d'emblée par une greffe de peau mince ou par une greffe en filet. On peut aussi attendre un bourgeonnement pour s'assurer de la viabilité du lambeau et pratiquer la greffe après quelques jours. Le complexe muscle-aponévrose-peau est fondamental pour la reconstruction. La vascularisation de la peau reçoit deux types d'apport vasculaire :

. Les artères musculo-cutanées venant du système perforant assurent la majorité de l'apport sanguin cutané et forment un réseau de part et d'autre du fascia superficialis ;

. Les artères cutanées directes ont un trajet parallèle à la peau, incluses dans le fascia superficialis.

Ces deux types de vaisseaux pénètrent dans le tissu cellulaire sous-cutané pour former un réseau hypodermique et un réseau sous-épidermique.

. Le lambeau inguinal

En 1972, le lambeau inguinal est décrit par Mc Gregor et Jackson, plasticien, puis Wood en 1963 a décrit un lambeau similaire.

Le lambeau inguinal a son axe vasculaire avec les vaisseaux circonflexes iliaques superficiels. Les études anatomiques sur le sujet frais

et pour les cas cliniques ont été faites par Taylor et Daniel, Ohmori et Taylor et Baudet. Au début, l'anatomie était admise comme constante. Cependant, avec l'expérience, dans les dernières publications où les dissections de vaisseaux étaient faites en vue de transplant libre, d'importantes variations ont été révélées : double artère superficielle iliaque et parfois très fine, et parfois le vaisseau naît d'un tronc commun avec l'artère épigastrique superficielle.
Le travail de Taylor et Daniel est le principal. Sur cent dissections de cadavres, 14 % montrent une origine commune de l'artère circonflexe iliaque superficielle et de l'artère épigastrique superficielle, et, dans 35 %, l'artère épigastrique superficielle était absente et il y avait une grosse artère iliaque superficielle. Dans 17 %, il existait une origine séparée des 2 artères. Dans 87 % des dissections, l'artère avait plus de 1 mm de diamètre.
L'anatomie du système veineux doit être soigneuse. Il y a deux systèmes principaux : l'un est superficiel, l'autre profond.

D'autres lambeaux ont été décrits : le lambeau delto-pectoral, le lambeau pédieux, le lambeau axillaire, le transplant pour reconstruire l'œsophage, le transplant d'épiploon, les transplants de muscle, le transplant ostéocutané, le transplant ostéocutané intercostal, les lambeaux de fibula, le transplant de côte.

. Les transplants tissulaires vascularisés
Pour faire bref, j'ai réalisé plus de 1000 transplants tissulaires avec un taux de succès de 95 %.

Les lambeaux musculaires et musculo-cutanés ont représenté un apport important dans la reconstruction du sein et dans les pertes de substance complexes des membres, et dans le traitement des escarres. Ils sont remarquables par leur sécurité. Mais quelle est leur place ? Bien sûr, la microchirurgie a permis de préciser la dissection de ces lambeaux. En 1933, Salmon a décrit l'anatomie des vaisseaux. En 1981, elle a permis à Acland de préciser que les lambeaux cutanéo-aponévrotiques des membres inférieurs publiés par Ponten ne sont pas des lambeaux au hasard. Il existe vraiment de véritables pédicules vasculaires. Outre cette sécurité, les indications doivent être précisées et elles ne doivent pas répondre à des questions de mode. Parfois, il faut savoir changer de technique

en peropératoire. Le chirurgien de reconstruction saura choisir la technique la plus simple, la plus rapide, la moins risquée. Actuellement, les lambeaux musculo-cutanés et musculaires sont des techniques très sûres. Certes, les lambeaux de l'extrémité cervico-céphalique sont mieux connus que ceux des membres inférieurs, car ils sont très fréquemment utilisés.
Au niveau des membres inférieurs, en raison des faibles surfaces cutanées, il est souvent préférable de pratiquer des lambeaux musculaires purs. Les muscles du tenseur de fascia lata ou du droit interne résolvent les difficultés au niveau de la cuisse, du périnée, et de l'étage sous-ombilical. L'utilisation des muscles jumeaux, du biceps permet la couverture des pertes de substance du genou, du tiers supérieur de la jambe. Le soléaire ou le jumeau interne associé au fléchisseur du gros orteil couvrent le tiers moyen de la jambe. Cependant, trois zones restent difficiles à couvrir : le quart inférieur de jambe, le tendon d'Achille et la coque talonnière. Il est possible de couvrir le quart inférieur de jambe en utilisant l'extenseur propre du gros orteil ou le soléaire à pédicule inférieur, la coque talonnière en utilisant le court fléchisseur plantaire ou l'abducteur du I. Mais, ces méthodes sont souvent aléatoires. Les pertes de substance cutanées importantes exposant le tendon d'Achille semblent une difficulté non résolue de la chirurgie reconstructrice. Le Doppler est un instrument fondamental en chirurgie de reconstruction. Il est utilisé avant l'intervention, mais aussi en peropératoire. En postopératoire, il permet de surveiller la perméabilité des microanastomoses vasculaires. Schwartz aux USA a mis au point un microdoppler sur le pédicule vasculaire qui surveille en permanence le pédicule vasculaire. Les infirmières ont accepté avec enthousiasme cette surveillance avec le doppler. Il convient de leur indiquer l'endroit des microanastomoses sur la peau.

Références bibliographiques :
- Acland R. D. & Flynn M. B., « Immediate reconstruction of oral cavity and oropharyngeal defects using micro-vascular free flaps. », in *Am. J. Surg.*, 1978.
- Baudet J., Martin D., Bakhach J. & Demire E., « Microvascular surgery in Europe : The early achievements and development. », in *Microsurgery*, 1993.

- Hartrampf C. R., Scheflan M. & Black P. W., « Breast reconstruct-tion with a transverse abdominal island flap. », in *Plast. Reconstr. Surg.*, 1982.
-Magalon G. & Mitz V., *Les lambeaux pédiculés musculaires et musculo-cutanés*, Masson (éd.), Paris, 1984.
- Ponten B., « The fasciocutaneous flap: its use in soft tissue defects of the lower leg. », in *Br. J. Plast. Surg.*, 1981.

Histoire de la transplantation d'organes

par le Dr Xavier Riaud

Définitions (selon le *Dictionnaire de l'Académie nationale de Médecine*, 2021)

- Greffe : Opération qui consiste à prélever des cellules, un tissu ou un organe sur un donneur pour les introduire chez un receveur pour pallier une perte de substance ou remplacer un organe défaillant.
- Transplantation : Opération chirurgicale réalisant l'insertion dans un organisme humain d'un organe ou d'un fragment de membre appartenant au même organisme ou à un autre de même espèce.
- Autogreffe : Greffe dont le greffon est prélevé sur l'individu qui le reçoit. La première autogreffe est attribuée à von Walther (1782-1849), ophtalmologue et chirurgien allemand, en 1820. La popularisation de l'autogreffe est due à un chirurgien américain, Albee, qui publia un livre sur les techniques d'autogreffe osseuse en 1915.
- Allogreffe : Greffe de tissus ou transplantation à partir d'un donneur génétiquement différent de la même espèce animale. La première allogreffe est réalisée chez un enfant par McEwen à Glasgow en 1879 et, chez un adulte, par Poncet (1848-1913), chirurgien militaire français, à Paris en 1887.
- Xénogreffe : Greffe provenant d'un sujet d'une espèce différente. La première xénogreffe (bovin) est attribuée à Percy (1754-1825), chirurgien militaire de la Grande Armée vers 1800.

L'os est le tissu humain le plus greffé. La greffe osseuse est une des plus anciennes greffes de tissus. Les diverses mythologies donnent peu d'exemples de transplantation. Par contre, ce n'est pas le cas des légendes chrétiennes qui en foisonnent[1].

Au IIIe siècle, deux frères jumeaux d'origine arabe, Côme et Damien, exercent gratuitement la médecine dans une ville de Cilicie, une région de l'actuelle Syrie. Pour diffuser la foi chrétienne dont ils se

---

[1] Avec tous mes remerciements au Pr Philippe Bonnichon, membre de l'Académie nationale de Chirurgie, et à Mme Marine Fontaine pour leur article remarquable qui m'a été d'une aide considérable.

réclament, les deux saints dispensent gratuitement leur art, aux hommes et aux animaux. Saint Côme et saint Damien, aujourd'hui saints patrons des chirurgiens, ont réalisé la première allogreffe de jambe au Ve siècle apr. J.-C. La scène de ce miracle a été immortalisée par une peinture (circa 1510) par Fernando del Rincón (1450-1517), exposée au musée du Prado à Madrid. Le sacristain, atteint de gangrène, opéré aurait survécu avec une nouvelle jambe prélevée chez un Éthiopien (Trèves, 2014).
Saint Éloi, au Ve siècle, aurait réimplanté les pattes d'un cheval après les avoir ferrées.
Au XVIe siècle, Gaspare Tagliacozzi Trigambe (1545-1599), médecin italien, réalise des greffes de peau totale à partir de lambeaux brachiocéphaliques. En 1869, Jaques-Louis Reverdin (1842-1929), un chirurgien suisse, réussit la première greffe de peau. En 1890-1895, Sydney Ringer (1835-1910), physiologiste et pharmacologiste anglais, met au point le liquide qui portera son nom. C'est liquide isotonique administrable en perfusion, qui permet aussi la conservation d'un organe isolé (France ADOT, sans date). Le 7 décembre 1905, Eduard Konrad Zim (1887-1944), un ophtalmologue autrichien, réussit la première greffe de cornée à Prague (France ADOT, sans date). En France, c'est Louis Paufique (1899-1981), le chirurgien ophtalmologue lyonnais, qui revendique la première greffe de cornée en 1937 (Badet et al., 2021).

Selon Bonnichon & Fontaine (2018), il y a quatre écueils à éviter pour réaliser une bonne greffe. Un cinquième point s'avère une conséquence de toutes ses avancées médicales : le programme de transplantation en France (organisation médico-juridique et mise en place).
1- La vascularisation ;
2- Le rejet ;
3- Le prélèvement du greffon
4- Le traitement du rejet chronique.

1- Alexis Carrel (1873-1944) développe les anastomoses vasculaires au début du XXe siècle, en 1902 plus exactement. Il s'entraîne chez une couturière professionnelle pour suturer des vaisseaux de petite taille. Cela lui vaut de recevoir le prix Nobel de médecine en 1912. Cela résout en partie le problème de la vascularisation. Mathieu

Jaboulay (1860-1913), le chef de service de Carrel alors en formation à Lyon, réalise une xénogreffe en transplantant un rein de chèvre au pli du coude d'une jeune femme atteinte d'une insuffisance rénale terminale en 1906. Il réitère son geste le 9 avril. Les deux patientes décèdent (Germain, 2013). En 1908, Carrel effectue la première autotransplantation rénale sur une chienne. Elle fonctionne. Il recommence avec le cœur et la thyroïde (Badet et al., 2021).

2- Au début du XXe siècle, les découvertes médicales s'enchaînent. Karl Landsteiner (1868-1943), biologiste et médecin autrichien, découvre les groupes sanguins (prix Nobel 1930). Charles Richet (1850-1935), médecin physiologiste français, comprend l'anaphylaxie (prix Nobel 1913) et Paul Ehrlich (1854-1915), immunologiste et pharmacologiste allemand, le complexe antigène-anticorps (prix Nobel 1908). La phagocytose est mise en évidence par Ilja Illitch Metchnikov (1845-1916), un médecin immunologiste russe. Il reçoit le prix Nobel en 1908. Après la Grande Guerre, bien que Lloyd Felton (1885-1953), immunologiste américain, soit parvenu à expliquer *« la purification des anticorps à partir du sérum »* et John Marrack (1886-1976), médecin militaire anglais, *« la théorie de la reconnaissance spécifique d'un antigène par un anticorps »*, il y a un ralentissement certain. En 1933, un chirurgien russe Yuri Voronoy (1895-1961) découvre que le rejet d'une greffe est d'origine immunologique. Il s'essaie à une transplantation allogénique qui échoue : la patiente transplantée décède des suites de l'opération (Bonnichon & Fontaine, 2018).

Après 1945, concernant le rejet de greffe, Peter Gorer (1907-1961), immunologiste anglais, isole l'antigène H-2 de la souris qui constitue le premier antigène d'histocompatibilité (MHC major histocompatibility complex). À ce sujet, Peter Medawar (1915-1987), médecin biologiste britannique, et Thomas Gibson (1915-1993), chirurgien plastique écossais, comprennent l'importance et le rôle des cellules immunitaires. En 1948, Astrid Fagraeus (1913-1997), médecin immunologiste suédoise, définit les anticorps comme étant produits dans le plasma sanguin par les lymphocytes B. En 1949, Frank Macfarlane Burnet (1899-1985), médecin virologue australien, et Frank Fenner (1914-2010), également médecin virologue australien, publient leur hypothèse d'une tolérance immunologique confirmée par Jacques Miller (né en 1931), médecin immunologiste franco-australien, avec l'élimination des lymphocytes T autoréactifs dans le thymus. Burnet et Fenner reçoivent le prix Nobel de médecine en 1960. Ces connaissances offrent de nouvelles perspectives. La mise au point d'un rein artificiel permet d'envisager un nombre croissant de greffes. Vrai modèle expérimental, l'émission d'urine est pourtant la preuve immédiate du succès de ladite greffe (Bonnichon & Fontaine, 2018). En 1947, David M. Hume (1917-1973), médecin américain, transplante clandestinement un rein sur une femme atteinte d'insuffisance rénale aiguë. Le rein a fonctionné un temps suffisant qui a suffi pour que ceux de la patiente se remettent à fonctionner. Le rein a été placé dans la fosse iliaque. Sa proximité avec les vaisseaux iliaques a facilité les anastomoses et c'est cette technique qui prévaut encore aujourd'hui. En 1951, Richard Lawler (1895-1982) de l'hôpital Little Company of Mary dans l'Illinois aux USA a greffé un rein issu d'un patient décédé à une femme malade. Elle a continué à vivre pendant 6 mois. En 1952, l'équipe de l'hôpital Necker (Jean Hamburger (1909-1992), chirurgien néphrologue français greffe le rein d'une mère à son fils de 16 ans qui, victime d'un accident du travail, avait perdu son rein unique. L'adolescent survit 21 jours. Mais, la presse s'empare de l'événement. La question de l'histocompatibilité est alors soulevée. En 1954, à Boston aux USA, Joseph Murray (1919-2012) réussit une transplantation chez deux vrais jumeaux. C'est une première. En France, Jean Dausset (1916-2009), médecin immunologiste, découvre le système HLA en 1958, véritable carte d'identité génétique de tout être humain. Il reçoit le prix Nobel de médecine en 1980 pour cela. Cette avancée permet à tous les chirurgiens de comprendre pourquoi leurs transplantations aboutissent inexorablement à un rejet de greffes. La nécessité d'une compatibilité HLA entre un donneur et un receveur s'avère indispensable (Bonnichon & Fontaine, 2018). Dausset et Hamburger collaborent d'ailleurs en 1962 à la réalisation d'une greffe histocompatible (France ADOT, sans date).

3- En 1959, Maurice Goulon (1919-2008), médecin réanimateur français, associé à Pierre Mollaret (1898-1987), médecin infectiologue et neurologue également français, publie un article dans la *Revue neurologique* qui définit la notion de « coma dépassé », un stade médical où il n'y a aucun retour possible pour un malade. Le décret du 24 janvier 1958 change le terme de « coma dépassé » en

« mort cérébrale ». Les chirurgiens comprennent aussitôt l'opportunité qui s'offre à eux et une multitude de greffons deviennent alors accessibles. Les premiers traitements immunosuppresseurs apparaissent dans le même temps. En 1960, deux Français, René Kuss (1913-2006), chirurgien urologue, et Marcel Legrain (1923-2003), médecin néphrologue, greffent trois patients sans lien de famille. Deux ont survécu 18 mois. Aux USA, à la même époque, David Hume (déjà cité) effectue la première greffe accompagnée d'un traitement immunosuppresseur. Le patient survit 21 mois (Bonnichon & Fontaine, 2018).

Les chirurgiens du monde entier innovent et s'intéressent alors aux autres organes. Ainsi, en 1963, Thomas Starzl (1926-2017), chirurgien américain transplanteur réalise la première greffe de foie. La même année a lieu la première greffe mondiale pulmonaire effectuée par James Hardy (1918-2003), autre chirurgien américain transplanteur. Elle est effectuée chez un condamné à mort atteint d'un cancer des poumons. Le même fait, en 1964, la première xénogreffe cardiaque avec un cœur de chimpanzé chez un receveur humain qui survit 90 minutes (France ADOT). En 1966, la première transplantation de pancréas sur un patient insuffisant rénal et diabétique aboutit à Minneapolis. Deux chirurgiens américains en sont les auteurs : Richard C. Lillehei (1927-1981), spécialiste des transplantations, et William Kelly (1922-2006), médecin physiologiste et transplanteur. En 1967, Christiaan Barnard (1922-2001), un chirurgien cardiaque sud-africain, fait la une de tous les journaux du monde. Il est en effet le premier à effectuer une transplantation de cœur humain. Elle fonctionne 18 jours. En 1968, le 27 avril, Christian Cabrol (1925-2017), chirurgien cardiaque, fait la même chose en France, avec moins de succès puisque le patient ne survit que 2 jours. C'est une première en Europe. Malgré des progrès considérables dans la mise au point des liquides réfrigérés, il n'existe pas, au début des années 1970, de traitement antirejet fiable et de qualité. Les échecs demeurent trop nombreux (Bonnichon & Fontaine, 2018).

4- En 1954, le laboratoire Wellcome découvre les premiers immunosuppresseurs susceptibles d'éviter le rejet d'un greffon (France Adot, sans date). En 1970, au sein d'échantillons ramenés de Norvège isolés par le laboratoire Sandoz en Suisse, sont découverts des métabolites avec une action antifongique. Ils sont appelés

« cyclosporine ». En 1971, elle entre dans le laboratoire de Jean-François Borel (né en 1933), microbiologiste et immunologiste belge. C'est en 1972 que ses propriétés immunosuppressives sont découvertes (Bonnichon & Fontaine, 2018). Borel la rend absorbable et publie à l'international sur ses effets en 1976 (France ADOT, sans date). Elle est commercialisée en 1982 et voit le nombre de greffes se multiplier par 10 en moins de 6 années. En 1987, Roy Caln (né en 1930), chirurgien transplanteur anglais, réussit la première greffe mondiale cœur-poumon-foie.

Ainsi, tous les chirurgiens du monde ont joué un rôle essentiel dans la transplantation d'organes, soit en tant qu'acteurs directement impliqués dans les innovations techniques et chirurgicales relatives aux transplantations elles-mêmes, soit en tant qu'acteurs secondaires par les innovations qu'ils ont pu apporter dans les spécialités chirurgicales connexes et les divers protocoles en usage qui ont pu avoir des répercussions sur l'acte chirurgical de transplantation lui-même.

Références bibliographiques :

Académie nationale de Médecine, *Dictionnaire de l'Académie nationale de médecine*, Paris, 2021.

Badet Lionel, Morelon Emmanuel & Martin Xavier, « Jean-Michel Dubernard, pionnier de la Médecine », in *Lyon capitale*, 2021 ; 15 : 1-36.

Bonnichon Philippe & Fontaine Marine, « Histoire des greffes et des transplantations d'organes », in *Revue Histoire des Sciences médicales*, 2018 ; LII (4) : 493-498.

Dubernard Gil, communication personnelle, 19/05/2023.

France ADOT, « Histoire de la greffe », in *www.france-adot.org*, sans date.

Germain Michel, *Alexis Carrel, un chirurgien entre ombre et lumière*, L'Harmattan (éd.), Collection Médecine à travers les siècles, Paris, 2013.

Trèves Richard, « La première greffe d'un membre : une histoire de peinture », in *Hegel*, 2014 ; 4(4) : 394-395.

La transplantation en France – L'école lyonnaise

par le Dr Xavier Riaud

Après avoir développé l'histoire des transplantations, nous nous devons de revenir sur ce qu'il s'est passé en France dans le même temps. Il y aura donc quelques redondances. Nous nous en excusons.

En France

En 1952, l'équipe de l'hôpital Necker (Jean Hamburger (1909-1992), chirurgien néphrologue français greffe le rein d'une mère à son fils de 16 ans qui, victime d'un accident du travail, avait perdu son rein unique. L'adolescent survit 21 jours. La presse s'empare pourtant de l'événement. Les immunosuppresseurs ne sont pas encore utilisés. Jean Dausset (1916-2009), médecin immunologiste, découvre le système HLA en 1958, véritable carte d'identité génétique de tout être humain. Il reçoit le prix Nobel de médecine en 1980 pour cela. Cette avancée permet à tous les chirurgiens de comprendre pourquoi leurs transplantations aboutissent inexorablement à un rejet de greffes. La nécessité d'une compatibilité HLA entre un donneur et un receveur s'avère indispensable (Bonnichon & Fontaine, 2018). En 1959, Maurice Goulon (1919-2008), médecin réanimateur français, associé à Pierre Mollaret (1898-1987), médecin infectiologue et neurologue également français, publie un article dans la *Revue neurologique* qui définit la notion de « coma dépassé », un stade médical où il n'y a aucun retour possible pour un malade. Le décret du 24 janvier 1958 change le terme de « coma dépassé » en « mort cérébrale ». Les chirurgiens comprennent aussitôt l'opportunité d'une multitude de greffons qui deviennent ainsi accessibles. Les premiers traitements immunosuppresseurs apparaissent dans le même temps. En 1960, deux Français, René Kuss (1913-2006), chirurgien urologue, et Marcel Legrain (1923-2003),

médecin néphrologue, greffent trois patients sans lien de famille. Dausset et Hamburger collaborent d'ailleurs en 1962 à la réalisation d'une greffe histocompatible (France ADOT, sans date).
En 1963, Henri Bismuth (né en 1934), chirurgien hépatobiliaire français et transplanteur, lance le programme français de greffe du foie. En 1968, le 27 avril, Christian Cabrol (1925-2017), chirurgien cardiaque, réalise la première transplantation de cœur en France, avec moins de succès que son collègue sud-africain, puisque le patient ne survit que 2 jours. C'est une première en Europe.
Jean Dausset crée la FNDOT pour sensibiliser le public aux dons d'organe. En 1975, celle-ci devient la FFDOT, puis en 1989, France ADOT.
En 1980, Éliane Gluckman (née en 1940), médecin hématologiste française, découvre des cellules souches dans le sang placentaire qui seront greffées sur des malades de petite taille (France ADOT, sans date). Elle réalise d'ailleurs la première greffe mondiale de sang de cordon chez un enfant atteint d'une maladie hématologique. La même année, Jean Dausset et Jean Bernard (1907-2006), médecin hématologue et cancérologue français, créent un Registre de volontaires au Don de moelle osseuse pour les malades n'ayant pas de donneur familial compatible (en 2021, celui-ci comporte 790 000 unités de sang placentaire, 37 millions de donneurs du monde entier).
La ciclosporine est commercialisée en 1982.
En 1987, Didier Houssin (né en 1949), spécialiste français de la transplantation du foie, réussit une partition du foie, deux malades étant ainsi greffés avec le même foie. La même année, l'association France Greffe de Moelle est créée et le ministère de la Santé lui attribue officiellement la mission de gérer le Registre des donneurs volontaires de moelle osseuse.
En 1989 est inauguré le premier secrétariat européen qui gère les recherches entre les divers registres européens de Moelle osseuse. En 1994, l'établissement français des greffes est créé.

La loi bioéthique est également instaurée. C'est une loi relative au respect du corps humain, au don et à l'utilisation des éléments du corps humain. Depuis, de nombreux décrets sont venus améliorer le cadre médico-juridique et socio-moral régissant les dons et les greffes d'organes, de tissus et de moelle osseuse. En 1999, France Greffe de Moelle prend en charge la Banque nationale de sang placentaire afin d'en faire bénéficier patients nationaux et internationaux. En 2000, un projet de convention dont seraient signataires France Greffe de Moelle et les établissements français du sang (France ADOT, sans date). En 1998, Jean-Michel Dubernard réalise la première allogreffe de la main. En 2000, ce dernier réussit la première greffe bilatérale des mains et des avant-bras. Le même, associé à Bernard Devauchelle (né en 1950), chirurgien maxillo-facial français, effectue la première greffe partielle d'un visage sur une jeune femme défigurée par un chien, en 2005 (Bonnichon & Fontaine, 2018).

L'école lyonnaise

Alexis Carrel (1873-1944) développe les anastomoses vasculaires au début du XXe siècle, en 1902 plus exactement. Il s'entraîne chez une couturière professionnelle pour suturer des vaisseaux de petite taille. Cela lui vaut de recevoir le prix Nobel de médecine en 1912. Cela résout en partie le problème de la vascularisation. Mathieu Jaboulay (1860-1913), le chef de service de Carrel alors en formation à Lyon, réalise une xénogreffe en transplantant un rein de chèvre au pli du coude d'une jeune femme atteinte d'une insuffisance rénale terminale en 1906. Il réitère son geste le 9 avril. Les deux patientes décèdent (Germain, 2013). En 1908, Carrel effectue la première autotransplantation rénale sur une chienne. Elle fonctionne. Il recommence avec le cœur et la thyroïde (Badet et al., 2021).

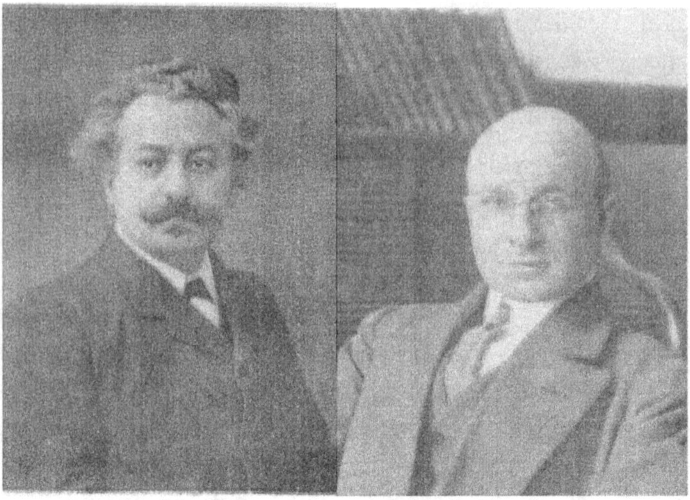

Mathieu Jaboulay Alexis Carrel
(© Bibliothèque de l'Académie nationale de Médecine).

Le premier à Lyon, c'est Louis Paufique (1899-1981), le chirurgien ophtalmologue, professeur à la Faculté de médecine de Lyon de 1956 à 1969, qui revendique sa première greffe de cornée en 1937 (Badet et al., 2021). À partir de 1963, la ville médicale de Lyon devient le premier centre de transplantation rénale en France. En 1969, Georges Dureau (1935-2004), chirurgien cardiaque, réalise une greffe cardiaque à Lyon pour la première fois. En 1976, c'est Jean-Michel Dubernard qui réussit une double greffe de rein et de pancréas. C'est une première mondiale. En 1978, c'est au tour de Jean-Louis Touraine, chirurgien transplanteur de l'Hôpital Edouard-Herriot, de réaliser la première greffe de foie fœtal. Dix ans plus tard, il réussit la première greffe au monde de cellules fœtales in utero. En 1988, Jean-Michel Dubernard est le premier au monde à effectuer avec succès une greffe des surrénales aux Hospices civils de Lyon (Badet et al., 2021). Le même chirurgien réussit une greffe de main en 1998, puis une double greffe de mains chez le même patient en 2000 et un hémivisage en 2005. Que des premières mondiales ! En 2021,

7 patients ont été transplantés des deux mains à l'hôpital Edouard-Herriot de Lyon.

Références bibliographiques :
Badet Lionel, Morelon Emmanuel & Martin Xavier, « Jean-Michel Dubernard, pionnier de la Médecine », in *Lyon capitale*, 2021 ; 15 : 1-36.
Bibliothèque de l'Académie nationale de Médecine, Paris, 2023.
Bonnichon Philippe & Fontaine Marine, « Histoire des greffes et des transplantations d'organes », in *Revue Histoire des Sciences médicales*, 2018 ; LII (4) : 493-498.
France ADOT, « Histoire de la greffe », in *www.france-adot.org*, sans date.
Germain Michel, *Alexis Carrel, un chirurgien entre ombre et lumière*, L'Harmattan (éd.), Collection Médecine à travers les siècles, Paris, 2013.
Trèves Richard, « La première greffe d'un membre : une histoire de peinture », in *Hegel*, 2014 ; 4(4) : 394-395.

Historique des transplants tissulaires et microchirurgie

Mieux voir pour faire mieux, tel pourrait être le concept de la microchirurgie. La microchirurgie a moins de 100 ans d'existence. Il n'y a pas de trace d'instrument de microchirurgie ni de microchirurgien dans l'histoire de la médecine égyptienne ou grecque, bien que Sir John Layard ait trouvé ce qui pourrait être une lentille grossissante dans les fouilles à Ninive, datée de 700 ans avant notre ère. En 1552, Ambroise Paré est le premier à décrire les ligatures vasculaires. En 1759, Halliwell réalise la suture d'une plaie de l'artère axillaire. Von Zehender, en 1887, est le premier à utiliser des loupes grossissantes en chirurgie ophtalmologique, suivi en 1913 par Von Rohr et Stock.

En 1802, Jones fait une étude expérimentale de la cicatrisation des traumatismes vasculaires chez l'animal. Il insiste sur l'importance de l'intima qui cicatrise au niveau de la suture. En 1877, Eck réalise l'anastomose porto-cave pour lutter contre l'hypertension portale. En 1902, Alexis Carrel réalise la suture des vaisseaux en triangulation. Il positionne trois points de suture et il complète l'anastomose par des points séparés. Il publie la suture par triangulation et ses applications en transplantation d'organes chez l'animal dans le *Lyon Médical* en 1902. En 1906, Goyanes, et en 1907, Lexer font des greffes veineuses autologues. En 1916, Mc Lean découvre l'héparine qui permet aux chirurgiens vasculaires de prévenir la thrombose au niveau des anastomoses : ce médicament est encore toxique à cette époque. C'est une révolution en chirurgie vasculaire. En 1912, Charles Guthrie à Pittsburgh publie une monographie intitulée *Blood vessel Surgery and its Applications.* Ces études réalisées par tous les deux permettent à Alexis Carrel d'obtenir le prix Nobel en 1912, en médecine expérimentale.

Le microscope opératoire apparaît en chirurgie en 1921, quand Nylen, un oto-rhino-laryngologiste suédois, l'utilise pour la chirurgie de l'otospongiose. Ce microscope est monoculaire, rapidement remplacé par le microscope binoculaire fabriqué par Carl Zeiss.

Étymologiquement, microchirurgie signifie *« chirurgie réalisée sur des structures très fines »*. En pratique, le terme de microchirurgie désigne une *« chirurgie réalisée à l'aide d'un système grossissant, en particulier le microscope opératoire »*.
Le terme microscope provient du grec : en deux mots, *« petit »*, et *« je vois »*. Jacobson a défini l'utilité de la microchirurgie *« lorsque le chirurgien est à la limite de son acuité visuelle et sait bien qu'une amélioration de la technique améliorerait le résultat »*. Ainsi, la microchirurgie n'est pas une nouvelle sorte de chirurgie, mais plutôt une technique particulière, qui, avec l'utilisation d'un grossissement (le plus souvent obtenu avec l'aide d'un microscope), incarne les concepts de manipulation douce des tissus, d'hémostase méticuleuse, aidée par la coagulation bipolaire. L'utilisation de fils de suture fins et d'instruments fins comme ceux utilisés par les joailliers permet une dissection soigneuse et des sutures très délicates.

La technique microchirurgicale date de 1960. La microchirurgie n'a pas été une révolution, mais le résultat d'une lente évolution par l'adaptation de techniques déjà utilisées par d'autres disciplines comme l'otologie, puis appliquées à la chirurgie des nerfs périphériques, et aux replantations de segments de membres, et aux transplants vascularisés. Ces derniers n'ont été possibles que grâce à des connaissances anciennes, étudiées par M. Salmon, anatomiste réputé de Marseille, quelque quarante ans plus tôt.
En 1980, étant en Californie, je me rappelle ma stupéfaction, puis mon enthousiasme lorsque je découvris au Congrès américain de chirurgie la brusque émergence des publications sur les lambeaux musculo-cutanés. Les lambeaux myocutanés venaient conforter ceux que l'âge ou l'activité n'autorisait pas à se lancer dans l'apprentissage difficile des sutures microchirurgicales. Le lambeau du grand dorsal, né avec le siècle, attendait d'être septuagénaire pour devenir une vedette.
Dès son apparition aux USA, j'ai commencé. J'ai organisé un déplacement aux USA pour aller aux cours dispensés par Harry Buncke, plasticien de renom de San Francisco avec l'attrait touristique connu, puis pour suivre ceux de Charles Horton à Norfolk. Paradoxalement, l'engouement suscité par ces lambeaux libres vascularisés a amené à repenser la question des lambeaux

musculaires et musculo-cutanés. Ainsi, une nouvelle approche de la chirurgie plastique s'est développée, c'est une véritable révolution sinon dans ses principes, comme le pédicule vasculaire, du moins dans ses applications et ses modalités. Il y aura d'autres évolutions, d'autres révolutions qui renouvelleront encore la chirurgie reconstructrice. Aussi, oublions le manque d'esprit prospectif du baron Boyer et préparons-nous comme le recommandait René Leriche à *« de belles aventures chirurgicales ».*

À cette époque, le 23 avril 1906, Alexis Carrel, prix Nobel 1912, présentait devant la Société médicale Johns Hopkins son manuscrit *The Surgery of Blood Vessels.* Lors de sa conférence remarquable, il a présenté beaucoup de nouveaux aspects de chirurgie vasculaire et de transplantation qui sont à la base d'idées et de techniques utilisées aujourd'hui. La technique de triangulation, l'interposition de greffon veineux et artériel représentent quelques-unes de ses techniques. Lors de sa conférence, Alexis Carrel a débuté ainsi : *« la transplantation d'une boucle d'intestin au cou a été une étude préliminaire pour reconstruire l'œsophage. Un segment d'intestin a été placé au niveau du cou et ses vaisseaux anastomosés sur la carotide interne et sur la veine jugulaire. Dès que la circulation a été rétablie, l'intestin devient rose et contractile ».* Puis, Alexis Carrel réussit la transplantation de rein, de membres et de portion de scalp chez le chien. Durant la Deuxième Guerre mondiale, il a fait des rétablissements de la circulation du sang sur des membres traumatisés avec des sauvetages de nombreux membres.

Après la mise au point du microscope opératoire dans les années 1960, des vaisseaux de petit diamètre externe (1 mm) ont pu être anastomosés avec un taux élevé de perméabilité. L'application de techniques microchirurgicales a permis de réaliser des replantations de membres amputés ou de doigts presque 60 ans après les descriptions d'Alexis Carrel. Les rapports avec succès des replantations ont suscité un intérêt chirurgical considérable.

Les chirurgiens de reconstruction s'entraînent en microchirurgie et n'ignorent rien du succès de cette nouvelle technique. Les problèmes autrefois réputés insolubles ont été réévalués à la lumière de cette nouvelle méthode.

En 1972, 70 ans après la transplantation d'intestin chez le chien, Mc Lean et Harry Buncke ont transplanté l'épiploon pour recouvrir le scalp chez un patient traumatisé. C'est la première application

clinique réalisée. Pour la première fois, un tissu composé humain est transplanté avec des microanastomoses à un siège distant, avec une revascularisation couronnée de succès.
Après ce premier rapport, la littérature concernant la transplantation tissulaire devient volumineuse, démontrant un intérêt considérable pour les transplantations tissulaires chez les chirurgiens du monde entier. Ainsi, les programmes des résidents ne sont considérés complets que s'ils ont acquis une formation parfaite en microchirurgie. Ces programmes continuent à s'étendre en activités cliniques. Les recherches nécessitent un entraînement en microchirurgie. Et l'expérience clinique est incomplète sans un laboratoire où les sujets cliniques sont étudiés. Ainsi, les cancers, les lambeaux puis les transplants tissulaires ont-ils été étudiés. Après une enfance et une longue adolescence, la microchirurgie connaît un âge adulte florissant.
Notre travail traite d'autotransplantation, donc l'immunologie ne sera pas traitée dans cet ouvrage : le corps répare le corps. Ces études expérimentales ont été réalisées surtout par Alexis Carrel.
En 1902, Alexis Carrel, alors visionnaire, l'a écrit : *« Le futur de la transplantation d'organe pour la thérapeutique dépend des hétéro transplantations, et les recherches doivent être dirigées dans ce sens ».*

Pour cela, il a fallu inventer les instruments adéquats. Nous parlons ici bien évidemment du microscope.
Les instruments qui ont rendu possible l'observation par un appareil grossissant existent depuis le XIIIe siècle.
Roger Bacon (1212-1294) aurait inventé le télescope. Nicolas Copernicus de Pologne a observé le ciel et les planètes à l'aide d'un instrument comportant plus d'une lentille en 1542. Zacarias Janssen de Hollande a inventé et utilisé le microscope composé en 1590. En 1610, Galilée aurait inventé un microscope complexe, tandis que Fontana de Naples a fait état d'une découverte identique en 1618. N'oublions pas Antoni Van Leeuwenhoek (1632-1723), Néerlandais, développe et fabrique des lentilles d'une puissance et d'une qualité jusqu'alors inconnues dans le monde scientifique de son siècle. Dès 1674, il observe les protozoaires, les spermatozoïdes et affirme l'existence des bactéries. En 1887, von Zehender utilise des lunettes grossissantes pour la

chirurgie ophtalmologique. En 1921, le microscope est employé lorsque Nylen, oto-rhino-laryngologiste suédois, l'emploie pour le traitement de l'otospongiose : il s'agit d'un microscope monoculaire, rapidement remplacé dès 1922 par le microscope binoculaire de Holmgreen-Zeiss.

Aujourd'hui, microchirurgie, terme impropre, mais consacré, est devenu synonyme de chirurgie réalisée à l'aide d'un grossissement optique par le fait que les structures sur lesquelles le microchirurgien travaille sont si petites qu'elles impliquent l'utilisation d'un grossissement. Le terme désigne aussi bien la chirurgie à travers une loupe ou des lunettes binoculaires au grossissement 6 ou 8. C'est en fait un compromis avec le travail au grossissement 40 à travers un microscope opératoire.

- Le microscope opératoire :

Il représente l'élément fondamental qui apporte un grossissement variable. Le système optique comporte :

- Un objectif frontal composé de lentilles interchangeables. Il détermine la distance focale qui peut ainsi varier de 100 à 400 mm ;
- Deux tubes binoculaires mobiles dont l'écartement s'adapte à la distance interpupillaire de l'opérateur ;
- Un sélecteur de grossissement galiléen intercalé entre l'objectif et le système binoculaire, qui permet de choisir le meilleur grossissement. Il varie habituellement de 6 à 40 x, le grossissement 25 étant généralement utilisé. L'éclairage du foyer est obtenu par une lumière coaxiale évitant les effets d'ombre. Il est assez puissant grâce à une source de lumière froide dont la lumière émise est canalisée par un faisceau de fibres optiques. Le microscope est monté sur des bras de supports pivotants assez longs pour que le statif (à colonne, sur pied ou sur plafonnier) soit suffisamment éloigné, mais stable pour réduire au maximum les vibrations. Les réglages se font manuellement grâce à des molettes ou électriquement par l'intermédiaire d'un pédalier qui permet le réglage en hauteur, le choix du grossissement à l'aide d'un zoom et la mise au point fine. Actuellement, le fabricant Carl Zeiss, réputé en particulier en raison de la qualité de ses lentilles, a réalisé d'énormes innovations dans la structure des microscopes. Le dernier modèle de microscope qu'il a fabriqué est l'OPMi Pentero qui comporte un déplacement motorisé dans les axes, espaces : liberté

accrue au-dessus de la tête, mouvements imprimés par une seule manette en forme de pistolet, dispositif vidéo, caméras et câbles complètement incorporés, adaptation de la housse stérile par un aspirateur à vide, équilibrage automatique au moyen d'un unique bouton, vision binoculaire incomparable pourvue d'un éclairage remarquable, autant de prouesses qui font de ce système de microscopie hautement intégré l'instrument le plus important employé en microchirurgie. Ce microscope a en option des auxiliaires d'angiographie au vert d'indocyanine. La fluorescence 5ALA et l'enregistrement vidéo numérique fournissent des moyens novateurs utiles. Différents accessoires s'avèrent nécessaires, non seulement pour l'enseignement, pour la recherche et/ou en pratique courante : des oculaires additionnels simples pour démonstration ou sous forme de diploscope binoculaire, et les adaptateurs pour photographie, cinéma ou TV. Une des conditions essentielles pour l'obtention de bons clichés est un réglage parfait du microscope à la vue de l'opérateur. La stérilisation du microscope était réalisée autrefois par du trioxyméthylène irritant les yeux et détériorant la colle des lentilles. Actuellement, le microscope non stérile, mais propre, est habillé au cours de l'opération par une housse transparente stérile à usage unique. Les loupes et lunettes binoculaires permettent d'atteindre le grossissement 8, donc de faire de la véritable microchirurgie. Le microscope, en dehors de son prix, n'a que des avantages sur ces grossissements, car il permet au besoin d'obtenir de plus forts grossissements (x 25 et x 40) nécessaires à certains temps opératoires. Il ne fatigue pas la vue de l'opérateur et permet de travailler à une distance plus convenable surtout aux forts grossissements. Un dispositif d'irrigation du champ opératoire est indispensable, car la chaleur du bloc opératoire entraîne une dessiccation des tissus. La solution se fait à l'aide d'une seringue munie d'une aiguille mousse. Il est recommandé de placer sous les micro-anastomoses des feuilles de plastique de couleur vive pour isoler les anastomoses des tissus sous-jacents et améliorer les contrastes.

- Le matériel de suture :

Celui-ci est maintenant adapté à la microchirurgie et il comporte deux éléments :

. Les aiguilles de courbures, de longueurs et diamètres variables.

Ceux-ci varient de 30 à 100 microns. Les aiguilles utilisées sont rondes et non spatulées.

. Les fils non résorbables, polyamides et polypropylènes font l'unanimité avec un diamètre de 15 à 100 microns.
Certains chirurgiens pour éviter le long entraînement à la suture manuelle sous microscope ont imaginé d'autres techniques de suture : le MAS (microsurgical anastomosis system), la colle biologique, la microsuture au laser, l'anastomose avec les agrafes non transfixiantes. Cependant, en 2023, la suture manuelle et au fil demeure la technique de référence.
Les instruments de microchirurgie sont des instruments d'ophtalmologie existants. Il faut disposer de pinces, de microciseaux, de porte-aiguilles. Pour la microchirurgie, les instruments doivent avoir une longueur suffisante (13 cm) et les instruments à corps ronds sont adaptés aux mouvements de la microchirurgie. Les doubles clamps vasculaires sont indispensables pour éviter toute tension au niveau de l'anastomose, en particulier lors de la réalisation de la suture.
Tous les pays n'ont pas connu les mêmes débuts et la même évolution. La microchirurgie clinique a débuté avec deux hommes séparés par toute la largeur de l'océan Pacifique : Harry Buncke en Californie et Bernard O'Brien en Australie, tous deux maintenant décédés. Les États-Unis, l'Australie, la Chine, le Japon, la France ont dominé le développement de la microchirurgie. D'autres pays comme l'Allemagne en raison du nazisme, ou la Russie en raison de l'isolement ont été retardés et les chirurgiens ont dû se former initialement à l'étranger. Partout, les débuts ont été difficiles, car le matériel n'existait pas. Tout était nouveau et à inventer. La France est intervenue surtout par sa créativité et par les études anatomiques extrêmement rigoureuses. Les premières prothèses vasculaires apparaissent dans les années 1950.

Références bibliographiques :
- Acland R. D. & Flynn MB. « Immediate reconstruction of oral cavity and oropharyngeal defects using micro-vascular free flaps. », in *Am. J. Surg.*, 1978.
- Baudet J., Panconi B., Caix Ph., Amarante & al., « The composite fibula and soleus free transfer. », in *Int. J. Microsurg.*, 1982, 27.
- Carrel A., « The surgery of blood vessels. », in *Bull. Johns Hopkins Hosp.*, 1907; 18 : 25.

- Foucher G., Lenoble E. & Smith Jr., « Custom made free vascularized compound toe transfer for traumatic dorsal loss of the thumb. », in *Plast. Reconstr. Surg.*, 1991.
- Germain M. A., *La microchirurgie dans le monde.*, Glyphe (éd.), 2011.
- Gilbert A. & Teot L., « The free scapular flap. », in *Plast. Reconstr. Surg.*, 1982 : 601-604.
- Gilbert A. « Reconstruction of congenital hand defects with microvascular toe transfers. », in *Hand Clin.*, 1985.
- Mathes S. J. & Nahai F., *Clinical atlas of muscle and musculo-cutaneous flaps.*, St Louis CV. Mosby Co., 1978.
- Mac Lean D. H. & Buncke H. R., « Autotransplant of omentum to a large scalp defect, with microsurgical revascularization. », in *Plast. Reconstr. Surg.*, 1972 ; 49 : 268.
- Marandas P., *Cancers des voies aérodigestives supérieures. Données actuelles.*, Masson (éd.), Paris, 2004.
- Mitz V. & Tessier P., « Vascular autotransplant of the omentum to the neck in dogs. Ann. », in *Chir. Plast.*, 1974 : 121-130.
- Ponten B., « The fasciocutaneus flap : its use in soft tissue defects of the lower leg. », in *Br. J. Plast. Surg.*, 1981.
- Serafin D & Buncke H. J. Jr., *Microsurgical composite tissue transplantation.*, Mosby, 1979.
-Teot L., « Microsurgery in pediatric orthopedics. », in *Rev. Chir. Orthop. Reparatrice Appar. Mot.*, 1986.

La qualité de vie en cancérologie

La mesure de la douleur, de l'anxiété, de la satisfaction et de la qualité de vie est devenue une priorité en chirurgie, non seulement parce que les relations entre le médecin et son malade ont changé, mais parce que mesurer ce qui est subjectif soulève de nombreuses difficultés méthodologiques. En dépit des progrès réalisés en termes de contrôle local, la survie globale des patients n'a pas progressé de façon spectaculaire durant les vingt dernières années. Tout en privilégiant les techniques qui permettront d'optimiser les chances de guérison de leur patient, le devoir des praticiens est de prendre en compte la notion de qualité de vie. La qualité de vie se mesure à l'aide d'échelles.

Usuellement, on utilise un questionnaire « général » et un questionnaire spécifique de la pathologie. La plupart des travaux sur la qualité de vie des patients atteints de cancer montrent une chute globale de la qualité de vie des patients traités pour un cancer, avec une récupération progressive sur un an. Les troubles dépressifs sont extrêmement communs, mais tendent à diminuer avec le temps. Même à très long terme, les séquelles du traitement continuent à affecter la qualité de vie des patients, particulièrement dans leur comportement social et émotionnel.

La radiothérapie hyperfractionnée semble moins préjudiciable que la radiothérapie conventionnelle. La mesure de la qualité de vie devrait rentrer en considération dans tous les essais thérapeutiques de cancérologie et particulièrement en cancérologie ORL, où les conséquences fonctionnelles des traitements méritent d'être évaluées en demandant leur avis aux patients. Un des champs d'application les plus prometteurs est la préservation laryngée par radiochimiothérapie. Une évaluation objective de la qualité de vie de ces patients à grande échelle est donc susceptible de modifier les pratiques médicales. À l'heure où l'information du patient est devenue une obligation médico-légale, il est nécessaire de disposer de données scientifiques sur les conséquences des différentes alternatives proposées afin de permettre au patient de participer au choix du traitement qui lui conviendra le mieux.

Références bibliographiques :

- Falissard B., *Mesurer la subjectivité en santé. Perspective méthodologique et statistique*, Masson (éd.), Paris, 2001.
- Staquet M. J., Hays R. D. & Fayers P. M., *Quality of life assessment in clinical trials*, Oxford University Press, 1998.

Médecine d'aujourd'hui

Explorations

L'imagerie des cancers se résume aujourd'hui essentiellement à la tomodensitométrie (TDM ou scanner), à l'IRM (imagerie par résonnance magnétique) et au PET Scan. La place respective de l'IRM et de la TDM est aujourd'hui relativement bien codifiée. Ainsi, l'IRM est préférable pour l'étude des structures immobiles comme le massif facial et le nasopharynx et le scanner est plus approprié dans le cadre de l'étude de structure mobile, comme le pharyngo-larynx.

Néanmoins, l'IRM reste supérieure à la tomodensitométrie pour l'étude des parties molles en général comme la base de la langue ou le plancher buccal. L'IRM permet ainsi une meilleure caractérisation tissulaire grâce à la combinaison des différentes séquences. De façon générale, les séquences en pondération T2 permettent de mieux différencier les tissus, notamment la tumeur, des lésions inflammatoires ou rétentionnelles, toujours plus ou moins associatives.

Parallèlement, les séquences pondérées en T1 ou en T1 avec injection de Gadolinium restent insuffisantes pour l'exploration des structures osseuses fines : le scanner est indiqué. L'exploration de l'extension ganglionnaire est également plus facile à réaliser avec la tomodensitométrie, notamment avec les nouvelles machines (le Pet scan) qui permettent d'explorer la totalité des aires ganglionnaires depuis les creux sus-claviculaires jusqu'à la base du crâne, en quelques secondes.

Ces techniques sont souvent complémentaires l'une de l'autre. Depuis l'apparition de ces techniques d'imagerie, les progrès technologiques accomplis ont été importants, notamment grâce aux améliorations de l'informatique. Les appareillages ont gagné en résolution spatiale et surtout en rapidité : une exploration TDM complète se fait aujourd'hui en quelques secondes et une exploration IRM, en 20 à 30 minutes.

Pour les tumeurs mandibulaires, on associe ces deux examens qui donnent des renseignements complémentaires. Quelques notions techniques sont intéressantes à connaître pour mieux comprendre la sémiologie des images TDM et IRM.

1- La tomodensitométrie (TDM)

Elle réalise des images en coupes d'épaisseur variable, de 0,6 mm à 1 cm en moyenne. Les coupes les plus fines sont réalisées pour l'étude des structures osseuses et c'est le cas notamment pour l'étude de l'oreille moyenne, ou de la base du crâne. Les coupes plus épaisses permettent une meilleure étude de la densité tissulaire et donc une meilleure différenciation. Les appareils de dernières générations permettent de réaliser plusieurs coupes en une seule rotation grâce à la présence de plusieurs barrettes d'acquisition (de 4 à 16 barrettes actuellement et plus dans l'avenir). Le temps de rotation est variable, de 0,5 à 2 secondes en moyenne. Plus le nombre de barrettes d'acquisition est élevé, plus l'acquisition sera rapide, de l'ordre d'une dizaine de secondes en moyenne. Ceci permet une meilleure visualisation des structures vasculaires et une diminution des artefacts de mouvements. L'injection d'iode par voie veineuse est indispensable pour l'étude des parties molles et des vaisseaux dans un bilan d'extension tumorale. Les produits de contraste de nouvelles générations sont généralement bien tolérés, et les réactions sont heureusement rares. L'obtention, en quelques secondes, d'un nombre important de coupes, de l'ordre d'une à plusieurs centaines, pose la question de transfert au clinicien. Ces images natives sont le plus souvent retravaillées par le radiologue, avec des reconstructions pluriplanaires (reconstruction sagittale ou frontale, voire oblique, à partir des coupes axiales). Il est ainsi possible de reconstruire les images dans l'axe des structures que l'on veut étudier. Le radiologue sélectionne les plans les plus significatifs et les transmet sur des planches résumées. Les coupes natives peuvent être mises sur un support numérique, généralement un CD-Rom, avec un logiciel de visualisation qui en permet la lecture, de façon simple, sur la majorité des ordinateurs.

2- L'IRM (imagerie par résonnance magnétique)

L'IRM est un examen beaucoup plus long et qui pose quelques contraintes. L'appareil est un aimant gigantesque. Il est bien sûr interdit au porteur de pacemaker. Certaines prothèses métalliques sont contre-indiquées, le métal dentaire ferromagnétique créant des artefacts. L'examen est plus long : 30 minutes, avec des séquences d'acquisition de temps variable qui requièrent une immobilité totale du patient. Celui-ci est installé dans le tunnel de l'aimant.

L'injection de produit de contraste (Gadolinium) est indispensable pour l'étude de l'extension tumorale et c'est très bien toléré. Les séquences d'acquisition sont triples : séquences pondérées T2, séquences pondérées T1 avant et après injection de gadolinium. Les séquences après injection peuvent être acquises avec saturation de la graisse, améliorant la différenciation tumorale. Grâce à la saturation de la graisse, celle-ci est effacée et perd son signal en T1. Ces séquences avec saturation sont dégradées par du métal ferromagnétique. Les plans d'acquisition sont variables selon le siège de la lésion. On réalise toujours des plans axiaux et frontaux, et parfois des plans sagittaux pour les structures médianes.

3-La tomographie par émission de positrons (TEP)

Les techniques radiologiques TDM et IRM communiquent des informations indispensables pour proposer un traitement carcinologique. Cependant, elles sont limitées pour caractériser la nature des lésions. La TEP repose sur la reconnaissance de caractères biochimiques ou moléculaires des cellules tumorales. Ce domaine est celui de la TEP. L'utilisation de radioéléments émetteurs de positrons permet une étude et une quantification tridimensionnelle in vivo. Le 18 fluorodéoxy-glucose est le traceur le plus utilisé, sa demi-vie est de 1110 minutes. Cela permet son transport du site de production, le cyclotron, jusqu'à son site d'utilisation. Ce traceur injecté subit une captation cellulaire comme le glucose. Le 18 FPG-6P ne subit pas les étapes de la glycolyse et s'accumule dans les cellules.

Baillet a montré l'intérêt de la TEP pour les cancers de la tête et du cou. En se désintégrant, le 18 FDP émet des positrons qui s'annihilent avec un électron. Lors de cette réaction, deux photons sont émis à 180° l'un de l'autre. Deux types d'appareils les détectent. Les caméras dédiées donnent des images de grande qualité. Les caméras à scintillation ont la possibilité de réaliser des images avec des traceurs usuels de médecine nucléaire. Elles ont une sensibilité de détection inférieure. La seule limite à l'utilisation est le diabète non équilibré, car l'hyperglycémie réduit sa fixation dans les lésions.

- Les indications de la TEP

Les images obtenues ne donnent pas d'information sur l'extension tumorale, l'envahissement en profondeur, l'atteinte des os et cartilages. La TEP ne peut remplacer la TDM et l'IRM.

En bilan initial, l'indication de la TEP est rare.

- Le suivi post-thérapeutique

La TEP a un intérêt pour la surveillance des cancers traités pour chercher une récidive ou une poursuite évolutive particulièrement après radiothérapie, car les aspects des tissus et les repères anatomiques sont modifiés. La TEP détecte une activité cellulaire anormale et dirige les biopsies.

- La TEP et les adénopathies métastatiques.

Moins de 1 % des patients avec cancers des voies aérodigestives supérieures ont une adénopathie cervicale sans lésion primitive identifiable. Malgré l'utilisation de biopsies, de la TDM et de l'IRM pour rechercher le site primitif, le médecin ne situe que dans 20 % les sites primitifs. La TEP est un moyen intéressant pour augmenter le score de détection. Ainsi, la TEP permet une étude métabolique corporelle en une seule fois, mais présente des limites. L'anatomie sera mieux précisée en couplant une caméra dédiée et un scanner. Le coût de cet examen (1 220 euros) est pris en charge actuellement par la CPAM. L'indication principale de la TEP reste la recherche d'une non-stérilisation ou d'une récidive en suivi post-thérapeutique. C'est un examen d'avenir.

4- Le ganglion sentinelle

Le traitement standard d'un patient atteint d'un carcinome classé T1 N0 est une exérèse tumorale large. Pour les ganglions, deux attitudes étaient possibles, tout en restant non dévastateur.

- Absence de geste ganglionnaire avec surveillance si le malade accepte d'être suivi régulièrement et curage si une adénopathie apparaît secondairement,

- soit un évidemment ganglionnaire sélectif avec un examen histologique extemporané. La technique du ganglion sentinelle permet de connaître avec précision le statut ganglionnaire du patient. Cette méthode diagnostique a d'abord été utilisée dans les mélanomes cutanés et les tumeurs malignes du sein. La capacité de réaliser une imagerie par scintigraphie avec des dérivés radios marqués, du drainage lymphatique, repose sur un principe : lorsque des molécules d'albumine marquées sont injectées en sous-muqueux, autour d'une tumeur primitive, elles suivent le flux lymphatique jusqu'au premier relais ganglionnaire. Le flux d'albumine peut être bloqué à travers un ganglion massivement tumoral, aussi cette technique n'est utilisée que chez des patients qui n'ont pas d'adénopathie cervicale palpable. Dans le cas de micrométastases, les vaisseaux lymphatiques sont perméables et le marqueur radioactif se localisera dans les ganglions régionaux.

- Technique du ganglion sentinelle

La localisation peropératoire des sites de drainage lymphatique est réalisée à l'aide d'une sonde de détection gamma conçue pour cette application. Elle permet une mesure de la radioactivité présente au niveau du ganglion sentinelle et assure l'exactitude du repérage. Le repérage transcutané du ganglion sentinelle à l'aide de la sonde gamma en regard des repères cutanés permet de préciser l'endroit où l'incision cutanée doit être réalisée. L'incision doit se situer sur le trajet de l'incision d'un évidement ganglionnaire régional complet. La technique a été appliquée sur les carcinomes épidermoïdes de la langue mobile ou du plancher buccal prouvé histologiquement avec un grand axe inférieur à 4 cm et dont l'infiltration est inférieure à 4 mm (T1 et T2) sans adénopathie palpable (N0). Sont exclus les patients ayant reçu un traitement antérieur (chirurgie ou radiothérapie cervicale, et présentant une métastase ou une 2e localisation au niveau des VADS).

- La lymphoscintigraphie préopératoire

Cet examen est demandé la veille ou le matin de l'intervention pour localiser les principaux vaisseaux lymphatiques de drainage et le ganglion sentinelle. Le sulfure de rhénium marqué au Tc99m est injecté par le chirurgien dans le service de médecine nucléaire par voie sous-muqueuse. Il est nécessaire de faire une prémédication suivie d'une anesthésie locale avec de la tétracaïne à 5 %, car l'injection du colloïde marqué est douloureuse. L'injection péritumorale de colloïde marqué au Tc99m permet en préopératoire de localiser le ganglion sentinelle sur une lymphoscintigraphie : des clichés sont réalisés de face et de profil avec une caméra à scintillation de 15 à 60 minutes après l'injection. En peropératoire, son repérage est précis à l'aide de la sonde de détection gamma, suivi de son exérèse. L'analyse histologique du ganglion sentinelle est réalisée en extemporané et complétée par un examen des coupes sériées en paraffine avec coloration immunohistochimique avec des anticorps anti-CK22.

Discussion
Cette technique de lymphoscintigraphie est performante, mais nécessite un apprentissage. L'utilisation du bleu de méthylène est possible, mais la muqueuse est fine et on risque d'entraîner une diffusion rapide dans tous les tissus avoisinants. S'il n'existe pas d'aire de drainage à la lymphoscintigraphie préopératoire, il faut tenter une recherche avec la sonde de détection gamma et pratiquer un évidemment sélectif avec examen histologique extemporané. Cette technique permet d'éviter un évidemment ganglionnaire sélectif chez 78 % des patients porteurs de T1 T2. Il faut disposer d'un service de médecine nucléaire.

Reconstruction réparatrice de l'hypopharynx et de l'œsophage cervical avec transplant de jéjunum

Les pharyngo-laryngectomies totales circulaires (PLTC) sont des opérations complexes qui posent la difficulté du rétablissement de la continuité digestive. Autrefois, on ne disposait pas de technique de reconstruction pour restaurer le tube pharyngé et, après PLTC, on réalisait la technique des trois trous comportant orostome, œsophagostome et trachéostome. Le but actuel est de réaliser une intervention en un temps avec une réalimentation rapide, une hospitalisation courte, une faible morbidité et mortalité postopératoire. Les techniques de reconstruction ont beaucoup évolué.

En 1940, Wookey utilise la peau cervicale antérieure tubulaire pour la reconstruction avec des complications effarantes. En 1960, le lambeau delto-pectoral est décrit. Le lambeau gastrique pédiculé et le tube colique sont utilisés dès 1970, puis le lambeau myocutané de grand pectoral. En 1981, d'autres techniques de transplants sont apparues dont le transplant libre antébrachial et le transplant fasciocutané scapulaire. Les prothèses phonatoires ont participé à la réhabilitation vocale des patients. Le risque des sutures entre un tube muqueux et un tube cutané, c'est la sténose, ce qui explique le succès du transplant de jéjunum. La reconstruction est suivie habituellement de radiothérapie postopératoire.

Bilan préopératoire

Ce bilan comporte l'examen clinique, la biopsie, puis l'endoscopie et l'imagerie médicale. La pan endoscopie avec œsophagoscopie et biopsies permet un premier bilan, mais elle sous-estime l'extension tumorale. La tomodensitométrie (TDM) cervicale et thoracique précise l'envahissement local, et en hauteur de la tumeur. L'envahissement sous-muqueux est également détecté par TDM. L'envahissement des cartilages par le cancer est également bien vu à la TDM. L'imagerie par résonance magnétique (IRM) montre l'extension du cancer aux cartilages. Le scanner par tomographie d'émission de positrons (Pet scan) détecte les adénopathies tumorales infracentimétriques. Le Pet scan est plus sensible que la TDM pour étudier l'extension locale et régionale du cancer. Le Pet scan détecte les adénopathies médiastinales avant qu'elles ne soient apparentes sur les radiographies du thorax ou sur la TDM thoracique. L'appareil est trop peu développé en France et non courant. Le Pet scan du corps entier évite de réaliser les TDM du cou, thorax, abdomen et pelvis pour rechercher des métastases. Le transit de l'œsophage est utile pour déterminer l'extension de la tumeur au niveau du pharynx et de l'œsophage. L'échographie du foie est recommandée pour rechercher des métastases hépatiques. L'étude des vaisseaux cervicaux est précisée par un examen Doppler. L'artériographie n'est pas habituelle.

Les techniques de reconstruction

Il n'existe pas de consensus absolu concernant la meilleure méthode de reconstruction après PLTC. En 1975, le transplant libre de jéjunum, grâce aux techniques de microchirurgie, permet la reconstruction de l'hypopharynx en un temps. Actuellement, le transplant libre de jéjunum est considéré par les équipes spécialisées comme le procédé de reconstruction de choix après PLTC. Après exérèse du pharynx et de l'œsophage cervical, le transplant de jéjunum est préparé : 15 cm d'intestin sont suffisants. Le transplant est stabilisé par un fil. Il est refroidi par un pack de glace et les microanastomoses sont réalisées : d'abord la veine, puis l'artère afin que le transplant ne soit pas congestif. Le transplant devient rose, contractile et sécrétant. Les anastomoses digestives sont alors réalisées, avec l'œsophage cervical, puis avec la base de langue. Le transplant doit rester rectiligne afin de faciliter la déglutition et il convient de réséquer un segment de jéjunum s'il est trop long. Une prothèse Provox est placée afin d'améliorer la voix : c'est une prothèse placée entre la trachée et l'œsophage. La trachéostomie est fixée au cou, un drainage aspiratif est installé et la cicatrice du cou est suturée.

Le contrôle des anastomoses digestives est réalisé au 8e jour (test au bleu et transit à la gastrografine).

Le tube gastrique est resté longtemps la meilleure solution jusqu'à la maîtrise de la pratique du transplant libre de jéjunum vascularisé avec microchirurgie.

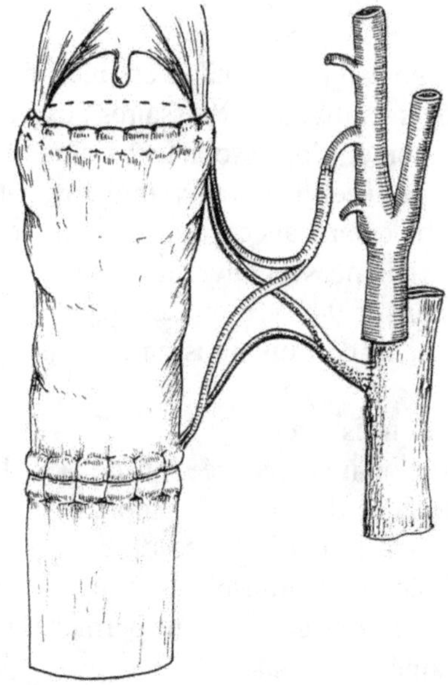

Transplant libre de jéjunum revascularisé avec les microanastomoses vasculaires : une branche de la carotide externe et la veine jugulaire interne (© M. A. Germain).

L'entraînement des chirurgiens guide en effet leur choix de reconstruction. La construction idéale devrait répondre au maximum de critères suivants : marges des exérèses chirurgicales suffisantes, être R0, ne pas être destructeur et dévastateur.

- Intervention en un temps ;
- Faible morbidité du site donneur ;
- Taux élevé de succès du transplant ;
- Faible taux de sténose ou de fistule ;
- Délai court de la déglutition ;
- Phonation permettant une conversation ;
- Possibilité de réaliser une radiothérapie postopératoire à dose efficace (60 Gy) ;
- Intervention à double équipe permettant de réduire la durée d'intervention et d'hospitalisation ;
- Chirurgien expérimenté.

Voici les techniques proposées :

1- Les lambeaux cervicaux cutanés

Un conduit avec un lambeau cutané est réalisé entre pharynx et œsophage. Plusieurs temps sont nécessaires : exérèse tumorale avec création d'un orostome, d'un œsophagostome et un trachéostome. Tubulisation de la peau cervicale antérieure formant un conduit, puis anastomose du tube cutané avec l'orostome en haut et l'œsophage en bas. Des greffes cutanées recouvrent alors le site donneur. Le taux de complications est de 94 % : sténoses, fistules, nécroses du lambeau et hospitalisation de trois mois en moyenne. Cette technique est abandonnée.

2- La technique des trois trous

Aucune reconstruction n'est réalisée lors de la PLTC : un orostome est fait à la partie haute du cou ; un œsophagostome et un trachéostome sont réalisés à la partie basse du cou. Cette technique est utilisée en cas de nécrose de transplant ou en cas d'exérèse large non prévue ou si les conditions générales ne permettent pas le rétablissement de la continuité immédiate.

3- Les lambeaux pédiculés myocutanés

Ils sont tubulés permettant la reconstruction en un temps.

- Le lambeau myocutané de grand pectoral

Il est vascularisé par la branche pectorale de l'artère acromio-thoracique. Son épaisseur rend difficile la tubulisation. Le taux de fistule est de 58 %. Les sténoses sont fréquentes. Son prélèvement est rapide. Cette technique est utile si l'exérèse circulaire est nécessaire dans l'imprévu.

- Le lambeau fasciocutané delto-pectoral

La vascularisation dépend des artères perforantes thoraciques antérieures, de l'artère thoracique interne. Le taux de complications est de 56 à 94 %. La déglutition se fait à 90 jours.

- Le lambeau myocutané de grand dorsal

Celui-ci est de grande dimension et peut atteindre toutes les parties du cou. Il comporte 2 palettes cutanées.

- Les lambeaux pédiculés digestifs (gastric pull up).

Le lambeau gastrique pédiculé (gastric pull up) est indiqué si la résection œsophagienne est sous l'orifice thoracique supérieur. Cette technique comporte une seule anastomose au cou et il y a peu de sténose. Malgré toutes les complications, la facilité de son prélèvement le rend utilisable. Le tube colique pédiculisé est utilisé par certaines équipes. Les troubles ischémiques du tube colique expliquent la mortalité de 20 %.

Référence bibliographique :
- Germain M. A., Trotoux J., Luboinsky B. & al., « Reconstruction par transplant libre de jéjunum après pharyngo-laryngectomie circulaire (résultats fonctionnels et survie). », in *Bull. Acad. Nat. Med.*, 1995 ; 179.

Chirurgie réparatrice après pharyngectomie postérieure

Les carcinomes de la paroi pharyngée postérieure sont essentiellement des carcinomes épidermoïdes bien différenciés de type spinocellulaire. Leur découverte est souvent tardive atteignant l'hypopharynx et l'oropharynx. Le traitement est controversé : radiothérapie isolée ou chirurgie, puis radiothérapie. Avant toute décision thérapeutique, une évaluation de l'état général des patients s'impose. L'évaluation locale est réalisée par pan endoscopie avec œsophagoscopie, scanner cervical et thoracique, et IRM cervicale. Le PET scan est utile.

Il convient de préciser si la tumeur est strictement localisée à la paroi postérieure de l'hypopharynx ou si elle s'étend vers l'oropharynx en haut, et vers l'œsophage en bas. Les dimensions exercent une influence considérable sur le pronostic. De ce bilan, dépendent le traitement et le type de reconstruction. Le curage cervical est bilatéral. L'abord chirurgical est habituellement une pharyngotomie latérale associée à un abord transoral. La reconstruction dépend de l'importance de la résection. La suture directe de la perte de substance ou la suture au fascia prévertébral associée à une greffe de peau est parfois possible si elle est inférieure à 2 cm. La majorité des patients nécessite une reconstruction en raison de la taille de la tumeur supérieure à 2 cm. L'utilisation d'un transplant antébrachial vascularisé par l'artère radiale est l'idéal. Les lambeaux pédiculés myocutanés sont possibles et le lambeau myocutané de peaucier du cou est facile, et rapide à prélever, mais avec des taux de complications effrayants. Les transplants libres antébrachiaux sont sûrs et à utiliser en terrain irradié, car eux-mêmes ne sont pas irradiés. L'utilisation d'un transplant antébrachial vascularisé par l'artère radiale est envisageable, mais avec un risque de sténose. C'est réalisable avec le prélèvement par une deuxième équipe. Dans cette indication, il ne faut jamais utiliser le transplant de jéjunum : il est sécrétant et source de fausses routes, nécessitant secondairement une PLTC. Pour les résections étendues à la paroi postérieure incluant les deux sinus piriformes, seul le transplant libre antébrachial peut être utilisé grâce à ses dimensions importantes.

Toutefois, les délais d'hospitalisation et de récupération de la déglutition sont longs (plusieurs semaines). La radiothérapie postopératoire est habituellement réalisée. La dose est comprise entre 50 Gy et 65 Gy en cas de marge d'exérèse envahie. Le taux d'échec carcinologique est élevé en moyenne de 57 % à 5 ans. Les taux de survie toutes techniques confondues à 3 ans et à 5 ans sont respectivement de 43 % et 30 %. Le pronostic est toujours réservé. Ces interventions sont justifiées si on améliore les résultats oncologiques et la qualité de vie. Les résultats postopératoires et fonctionnels montrent que le traitement chirurgical des cancers de la paroi postérieure est amélioré, car nous disposons de meilleures méthodes de reconstruction. Le transplant libre vascularisé antébrachial est une solution sûre. La déglutition est la préoccupation majeure et sa réhabilitation après ce type de chirurgie est longue. La durée moyenne pour l'ablation du tube naso-gastrique et la durée d'hospitalisation sont respectivement de 28 jours et 35 jours avec le transplant antébrachial. En règle générale, plus la surface de résection est importante, plus difficile est la reprise de la déglutition. Les résultats oncologiques de la chirurgie première suivie de radiothérapie sont meilleurs que ceux de la radiothérapie exclusive. Au final, la chirurgie première suivie de radiothérapie pour les cancers de la paroi pharyngée postérieure est recommandée.

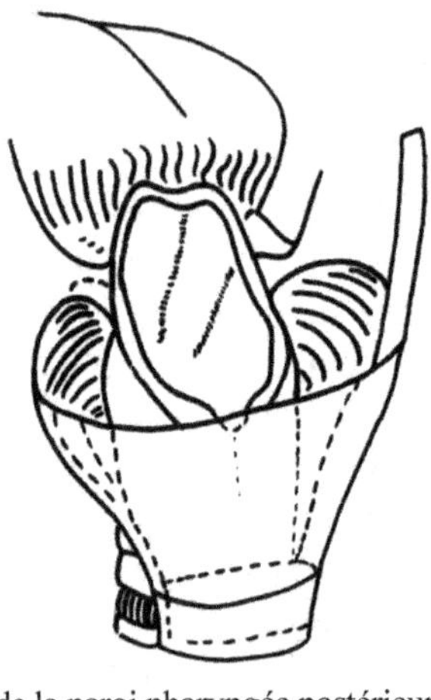

Schéma de la paroi pharyngée postérieure avec les sinus piriformes (© M. A. Germain).

Références bibliographiques :
- Germain M. A, Julieron M., Trotoux J., Luboinsky B. & al., « La pharyngectomie postérieure. Reconstruction par le transplant libre antébrachial. », in *Chirurgie*, 1993.
- Trotoux J., Germain M. A. & Bonfils P., « De l'intérêt du lambeau chinois dans la reconstruction de la paroi pharyngolaryngée postérieure, de la cavité buccale et dans la chirurgie de rattrapage après échec de transplant digestif pédiculé. », in *Ann. Oto-laryngol. Chir. Cervico-faciale*, 1989.

Reconstruction de la mandibule

L'os mandibulaire est une structure majeure de l'architecture de la face impliquant l'esthétique et les particularités du visage. Ses rôles sont majeurs dans la déglutition par le maintien de la sangle du plancher, la mastication (dentition, insertions des muscles masticateurs) et la respiration par le maintien de l'ante-position de la langue. Des questions se posent comme faut-il remplacer l'os réséqué, à quel moment et quel procédé de reconstruction utiliser ?

1- Les indications de la reconstruction

Elles dépendent de la localisation de la résection. Son extension nécessite de reconstruire la mandibule avec un procédé durable et sûr. Les conséquences des résections antérieures de la mandibule non reconstruite sont nombreuses : rétropulsion de la langue entraînant des difficultés respiratoires, troubles de la déglutition par impossibilité de propulser le bol alimentaire vers l'arrière, des fausses routes, difformité faciale avec absence de relief mentonnier. Les conséquences des pertes de substance latérale comme une hémimandibulectomie, bucco-pharyngectomie transmandibulaire sont plus modérées : perte de dentition sans possibilité d'appareillage, asymétrie du relief de l'angle mandibulaire surtout si le patient est mince. La tendance à la latérodéviation mandibulaire qui accentue les difficultés de mastication et le préjudice esthétique peuvent être compensés par une prothèse guide provisoire sous réserve que le patient soit denté au maxillaire supérieur. Quand la latérodéviation peut être corrigée, le bénéfice fonctionnel d'une reconstruction osseuse par lambeau ou plaque n'est pas démontré. Les problèmes fonctionnels de ce type d'exérèse sont surtout déterminés par la perte de substance linguale associée. L'avantage de la reconstruction osseuse est surtout esthétique. Ce n'est que lorsque l'on reconstruit avec des lambeaux libres osseux permettant la mise en place d'un appareil dentaire et/ou d'implants que l'on peut réellement parler de bénéfice fonctionnel. L'indication d'une reconstruction mandibulaire dépend aussi de l'importance de la résection mandibulaire longitudinale et du contexte carcinologique. Plus la perte de substance est étendue, plus la réparation par un procédé fiable et durable s'impose. La reconstruction mandibulaire par lambeau libre osseux est par exemple toujours indiquée en cas de sarcome mandibulaire. En effet, le contrôle carcinologique local de ce type de cancer est étroitement dépendant de la qualité de la résection. Les possibilités de reconstruction par lambeau libre osseux offrent non seulement un bénéfice fonctionnel et esthétique à ces patients souvent jeunes, mais permettent également au chirurgien d'effectuer sans contrainte une exérèse très au large. Schusterman a montré que le fait d'avoir la possibilité d'utiliser un lambeau libre osseux améliorait la qualité histologique de la résection osseuse mandibulaire.

Quand réaliser la reconstruction ?

Tous les auteurs s'accordent pour privilégier absolument la reconstruction primaire dans le même temps opératoire que l'exérèse. En effet, la rétraction tissulaire fréquemment aggravée par la radiothérapie postopératoire rend la reconstruction secondaire techniquement plus difficile et leurs résultats sont très aléatoires. Enfin, il n'est pas anodin de disséquer à nouveau ces régions, car on s'expose à une atteinte du nerf mentonnier, voire du tronc du nerf facial en cas de reprise après désarticulation.

Quels sont les procédés ?

De nombreux procédés ont été décrits, mais c'est la reconstruction par lambeaux libres osseux qui a pris le pas sur les autres techniques ces dernières années.

. Lambeaux pédiculés avec contingent osseux

Le lambeau de grand pectoral avec prélèvement costal associé et le lambeau de trapèze avec crête scapulaire ont été proposés. Ils sont régionaux, proches du champ d'exérèse. Mais, ces prélèvements en règle générale limités sont difficiles à positionner et il existe une résorption osseuse liée à une vascularisation osseuse précaire.

. Plaques d'ostéosynthèse pontant la perte de substance

La plaque est moulée à la forme de l'os réséqué et on réalise une ostéosynthèse fixée au niveau des moignons mandibulaires restants. Les reconstructions par plaques nécessitent habituellement une couverture par lambeau musculo-cutané. La difficulté principale est d'assurer une fermeture étanche. L'écueil majeur de ce type de réparation est l'expulsion du matériel qui survient dans 50 % des cas et nécessite son ablation définitive, surtout lors d'une réparation symphysaire. Cette technique ne devrait être proposée que pour les pertes de substance latérale.

. Les greffons non vascularisés

Des greffons osseux iliaques ou costaux ont été utilisés. Ils sont sensibles à l'infection qui entraîne leur résorption et leur élimination. Ils sont donc rarement utilisés en cancérologie.

. Autres techniques

Les ostéomèches ou les diverses prothèses associées ou non à des greffons osseux, la poudre d'os compactée (procédure complexe), la remise en place de la mandibule du patient après irradiation, ou congélation ont été proposées. Un taux important de complications et la contamination du milieu buccal entraînent une expulsion du matériel et la résorption de l'os non vascularisé.

. Les lambeaux osseux vascularisés

L'option principale des techniques de reconstruction mandibulaire est constituée par les lambeaux libres osseux vascularisés. Ces transplants vascularisés sont résistants à l'infection secondaire et bénéficient de l'absence de résorption.

Ces transplants peuvent être osseux purs ou composites avec du muscle, de la peau. Ils supportent bien la radiothérapie postopératoire. La mise en place d'implants dentaires est possible, soit immédiatement, soit deux mois plus tard.

. Les sites osseux donneurs en carcinologie

Le péroné permet une importante longueur osseuse : 25 cm en moyenne. Plusieurs ostéotomies sont possibles. Une palette cutanée vascularisée peut être prélevée. Les implants dentaires sont possibles. Trois inconvénients existent : le cas d'artérite sévère contre-indique son utilisation ; la hauteur de l'os est parfois insuffisante et génère des difficultés de réhabilitation dentaire, et un double péroné peut être utilisé. La fiabilité de la palette cutanée dépend des perforantes septo-cutanées.

La crête iliaque est aisée à cintrer. La longueur d'os est de 14 cm.

La palette cutanée associée est peu mobile et rend difficile la reconstruction des pertes de substance muqueuse associée à l'os.

La crête scapulaire répond à la portion latérale de l'omoplate. La longueur d'os est de 12 cm. Trois palettes cutanées sont utilisables. Les avantages sont la hauteur de l'os et son épaisseur permettant la

mise en place d'implants ostéo-intégrés. La morbidité du site donneur est faible.
Le transplant antébrachial radial ne permet pas d'ostéotomie, car l'os, le radius, est peu vascularisé. Il est prélevé au cordeau. Les autres lambeaux osseux libres : métatarsien, brachial externe sont rarement utilisés.
La reconstruction mandibulaire nécessite, avant la résection mandibulaire, de réaliser un modèle moulant d'arc mandibulaire.
Il est utile de disposer d'un TDM préopératoire en 3D qui donne les mesures : angles et longueur. La reconstruction mandibulaire nécessite une ostéosynthèse réalisée entre la mandibule restante et le maxillaire supérieur avant la résection mandibulaire. Cela permet de construire un modèle moulant. Les premières ostéotomies et ostéosynthèses avec cintrage du lambeau libre osseux sont réalisées avec un modèle mandibulaire, au niveau du site donneur avant ligature du pédicule. Dans les pertes de substance symphysaires, les anastomoses microvasculaires sont réalisées du côté où la perte de substance mandibulaire est la plus importante, ce qui a pour but de rapprocher le pédicule des vaisseaux jugulo-carotidiens receveurs. Les dernières ostéosynthèses notamment la fixation au moignon mandibulaire controlatéral sont réalisées après la microchirurgie. En fin de reconstruction, il est utile de vérifier que la distance entre les angles mandibulaires est inchangée. Le blocage bimaxillaire est maintenu pendant toute la durée des ostéosynthèses et enlevé en fin d'intervention afin de permettre une mobilisation postopératoire immédiate. Ainsi, le résultat définitif obtenu sera proche de la normale. La majorité des lambeaux libres osseux vascularisés permettent la mise en place d'implants pour faciliter la réhabilitation dentaire. Leur mise en place secondaire n'est possible qu'en l'absence de radiothérapie postopératoire du fait des risques d'ostéoradionécrose. Si une radiothérapie postopératoire est prévue, il est possible de placer des implants lors de l'intervention de reconstruction. La radiothérapie débute lorsque la cicatrisation endobuccale est achevée.

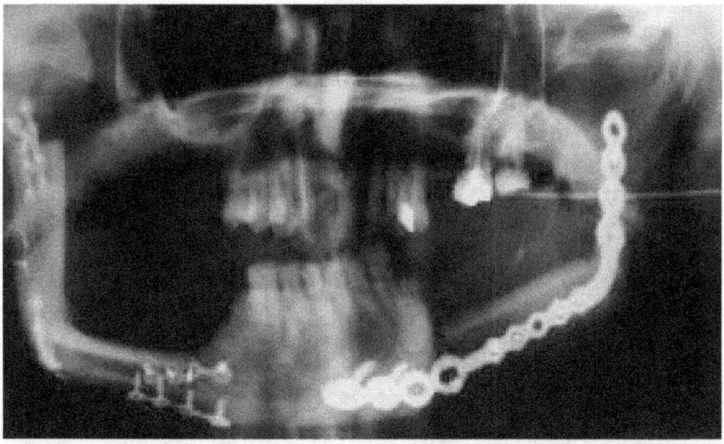

Ostéonécroses de la mandibule après radiothérapie. Résection mandibulaire bilatérale. Reconstruction à droite par une longue plaque d'ostéosynthèse, à gauche par des mini plaques en titane (© M. A. Germain).

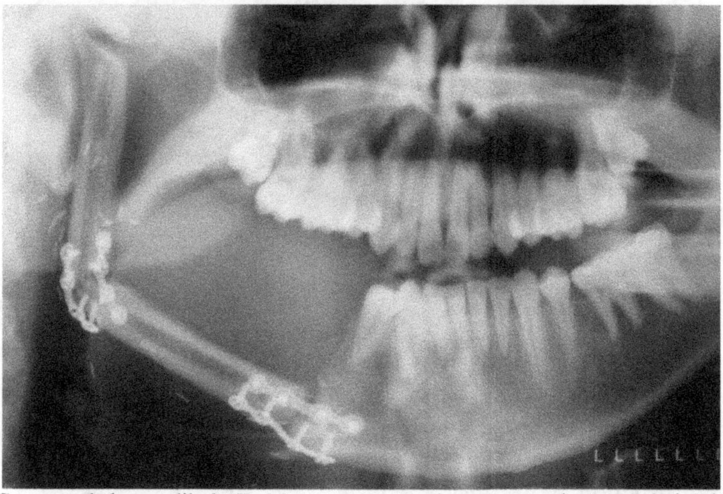

Sarcome de la mandibule. Exérèse et reconstruction par transplant vascularisé de péroné. Ostéosynthèse par des mini plaques en titane. L'articulation entre le transplant osseux et le maxillaire se fait directement, sans prothèse (© M. A. Germain).

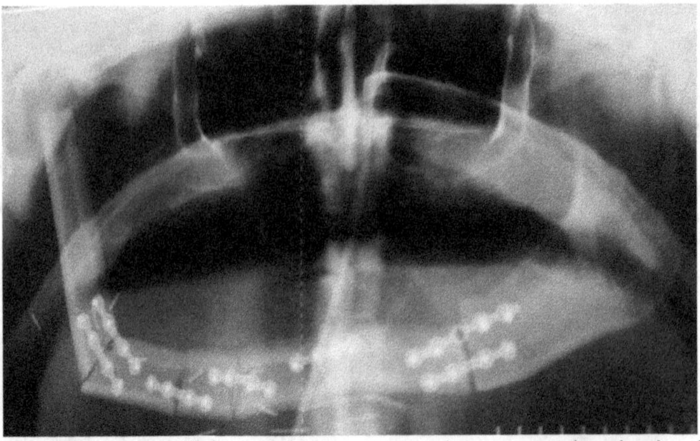

Sarcome de la mandibule. Exérèse et reconstruction par transplant de péroné. Ostéotomies et ostéosynthèse par mini plaques en titane (© M. A. Germain).

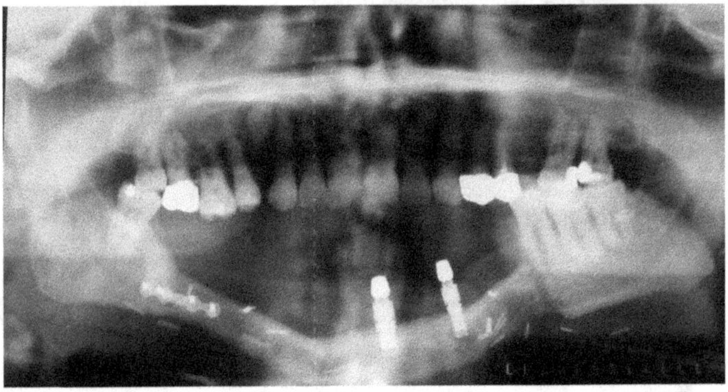

Reconstruction de la mandibule par transplant vascularisé de péroné. Mise en place de deux implants ostéointégrés (© M. A. Germain).

Références bibliographiques :

- Hidalgo Da., « Aesthetic improvement in free-flap mandible reconstruction. », in *Plast. Reconstr. Surg.*, 1991 ; 88 : 574-587.
- Julieron M., Salvan D. & Germain M. A., « Pelvi-mandibulectomies interruptrices : différents modes de reconstruction. À propos de 60 cas. », in *J. F. ORL.*, 1996 ; 45 : 182-186.
- Urken M. I., Weinberg H. & Vickery C., « Oromandibular reconstruction using microvascular composite free-flaps. », in *Arch. Otolaryngol. Head Neck Surg.*, 1991; 117 : 733-744.

Le cancer d'Ulysses S. Grant (1822-1885)

par Dr Xavier Riaud

Ulysses S. Grant, général et chef d'état-major pendant la guerre de Sécession, en fait son vainqueur, 18e président des États-Unis d'Amérique élu pour deux mandats en 1869 et 1877, meurt le 23 juillet 1885, d'un carcinome de la langue et des amygdales avec extension de la tumeur au pharynx, et au larynx. Le 8 novembre 1884, souffrant du côté droit de la tête et du visage, Grant consulte le Dr Frank Abbott sur la recommandation de son médecin personnel. Le dentiste diagnostique un abcès à l'apex de la racine antérieure de la première molaire droite au maxillaire. Aussitôt, il l'enlève et le président est immédiatement soulagé[2]. Le 14 novembre, venu pour un examen de contrôle, Abbott décide d'enlever la seconde et la troisième molaires du même côté qui sont très entartrées, pensant aussi qu'elles contribuent au développement de la lésion cancéreuse de la langue et de la gorge, objectivée 5 mois plus tôt, en juin 1884. Il n'a pas fallu d'ailleurs attendre l'automne 1884 (octobre) afin de voir Grant consulter le Dr John H. Douglas, un spécialiste de la gorge hautement respecté, pour une induration de la langue. Ce dernier estime alors que le cas n'est pas désespéré. Pourtant, le médecin ne veut pas d'une opération chirurgicale. Il demande au président d'arrêter de fumer et d'appliquer un astringent, et une solution antiseptique pour débrider les tissus malades, ainsi qu'une solution de nitrate d'argent, une poudre iodoforme, et de l'hydrogène peroxydé de façon topique sur la lésion linguale. Très vite, cette atteinte évolue en épithélioma de la langue. Grant souffre beaucoup avant de mourir[3]. Le dentiste Frank Abbott, quant à lui, a affirmé qu'une molaire brisée avait causé l'irritation à la base de sa langue. Aggravée par son tabagisme important (il fume énormément cigarettes et cigares depuis l'âge de 23 ans), cette atteinte s'est transformée en lésion cancéreuse qui a touché le pharynx et les glandes lymphatiques. Quand Grant est enfin venu en consultation, il était déjà trop tard[4]. En février 1885, la tumeur

---

[2] Cf. Hyson John, Whitehorne Joseph & Greenwood John, 2008, pp. 100-101.
[3] Cf. Hyson John, Whitehorne Joseph & Greenwood John, 2008, pp. 100-101.
[4] Cf. Hyson John, Whitehorne Joseph & Greenwood John, 2008, pp. 100-101.

envahit l'amygdale, la langue, le palais et il y a des ganglions. À cette date, le très réputé chirurgien George Shrady envisage une très vaste exérèse de type buccopharyngectomie transmaxillaire avec ses collègues Douglas et Sands. Après de nombreuses discussions, l'idée est abandonnée du fait de l'impossibilité à compenser les pertes sanguines et à juguler l'infection postopératoire[5].
À la fin de sa vie, il est aussi soigné par un dentiste sudiste, le Dr Henry Parr (1843-1932)[6].
À plusieurs reprises, la presse a relaté les crises de suffocation et les hémorragies du Général. Après des semaines de souffrances mal soulagées par les opiacés, mais lui ayant permis d'achever ses mémoires, Ulysses S. Grant meurt le 23 juillet 1885. Il a reçu des funérailles nationales et ses restes ont été déposés dans un imposant mausolée à Washington[7].
L'intervention chirurgicale proposée par Sands a été décrite par Billroth en 1861, mais la première description de l'abord pharyngé par interruption mandibulaire, ou buccopharyngectomie transmaxillaire, demeure la propriété de Sands, Douglas et Shrady. Les publications diverses rapportent que Grant connaissait de vrais troubles de l'élocution qui laissent penser que la maladie présentait des extensions inaccessibles à la chirurgie. L'abstention chirurgicale des trois praticiens semble donc avoir été le bon choix[8].

---

[5] Cf. Marandas P., « Les cancers des VADS dans l'histoire », in *Ann. Fran. ORL & Patho. Cerv.-Facia.*, 2011 ; 128 : 116-121.
[6] Cf. Hyson John Jr & Swanson Ben, 1996, pp. 53-60.
[7] Cf. Marandas P., « Les cancers des VADS dans l'histoire », in *Ann. Fran. ORL & Patho. Cerv.-Facia.*, 2011 ; 128 : 116-121.
[8] Cf. Marandas P., « Les cancers des VADS dans l'histoire », in *Ann. Fran. ORL & Patho. Cerv.-Facia.*, 2011 ; 128 : 116-121.

Le cancer du maxillaire supérieur de Sigmund Freud (1856-1939)

par Dr Xavier Riaud

Très brièvement, Sigmund Freud (1856-1939)...

Principal théoricien de la psychanalyse, il repense les processus et instances psychiques, et en premier lieu les concepts d'inconscient, de rêve et de névrose, puis propose une technique de thérapie, la cure psychanalytique. Freud regroupe une génération de psychothérapeutes qui, peu à peu, élaborent la psychanalyse, partout dans le monde. En dépit des scissions internes et des critiques émanant de certains psychiatres, notamment, et malgré les années de guerre, la psychanalyse s'installe comme une nouvelle discipline des sciences humaines dès 1920. En 1938, Freud, menacé par le régime nazi, quitte alors Vienne pour s'exiler à Londres, où il meurt d'un cancer en 1939.

Le cancer de Freud

En 1919, Sigmund Freud consulte Hans Pichler (1877-1949), stomatologue autrichien, considéré alors comme un des meilleurs chirurgiens de la face européens, pour la première fois, pour une enflure douloureuse sur le palais droit et au niveau de la tubérosité maxillaire qui a persisté pendant une semaine [ROMM & LUCE, 1984, pp. 31-32].

De 1923 à 1938, Pichler opère le philosophe, qui est un grand fumeur, à environ 25 reprises d'un cancer du côté droit du palais mou, du palais dur, de l'arche glosso-palatine, de la muqueuse buccale et de la muqueuse postérieure de la mandibule. Le 4 et 11 octobre 1923, il pratique l'excision d'une partie de la mâchoire supérieure et du palais droit, avec ligature de l'artère carotide droite externe et ablation des ganglions lymphatiques sous-mandibulaires et cervicaux. Le 12 novembre 1923, il réalise la résection du processus ptérygoïdien et d'une partie du palais mou. Les opérations sont un succès. La convalescence est difficile et Freud ne reprend le travail qu'en janvier 1924 [KRÉMER, sans date, pp. 1-3]. Sa première prothèse ayant été posée en 1923, il réalise aussi son 5e obturateur palatin en 1928.

Le jour de ses 70 ans, il affirme : *« Je déteste ma mâchoire mécanique. »* À propos de ses nouvelles prothèses, il n'hésite pas le parallèle : *« Poser une nouvelle prothèse, c'est comme la quête du bonheur. On croit l'avoir atteint et, puis, très vite, on se rend compte que tout est à refaire* [DERANIAN, 2007, pp. 165-170]. *»* Quand on lui demande de parler le français, il refuse en disant simplement : *« Ma prothèse ne parle pas français. »*

Dans une lettre du 23 avril 1923, Freud écrit : *« J'ai détecté, il y a 2 mois, une grosseur leucoplasique sur mon maxillaire et mon palais droit qui a été déjà enlevée. Je ne travaille toujours pas et ne peux déglutir. Je suis sûr de sa bénignité, mais, comme vous le savez, on ne peut jamais être certain tout à fait. Mon diagnostic personnel penche pour un épithélioma, mais n'a pas été accepté par les confrères. Le tabac en serait responsable. »* Il avait commencé à fumer à l'âge de 24 ans et s'était très vite mis à consommer exclusivement des cigares.

En 1930, Freud fait deux séjours à Berlin, où une première prothèse est posée par le Dr Hermann Schroeder, directeur du Dental Institute of the University of Berlin. Ses voyages dans la capitale épuisent le patient. Aussi, pendant un laps de temps très court, un dentiste de Vienne, le Dr Joseph Weinmann, entreprend de s'occuper de lui. Dans les deux cas, Freud souffre beaucoup et ne tolère pas les prothèses réalisées chez lui.

En 1931, le Dr Brunswick, un proche collaborateur de Freud sollicite, à l'insu du patient, le professeur Varaztad Kazanjian (1879-1974), éminent dentiste américano-arménien et pionnier de la chirurgie maxillo-faciale au XXe siècle, pour qu'il vienne à Vienne et conçoive les nouvelles prothèses du philosophe. De passage en Europe pour des congrès à Londres et à Paris, en 1931, Kazanjian refuse au début. Brunswick demande alors à la princesse Marie de Grèce d'intervenir, ce qu'elle fait. Kazanjian finit par accepter et fait un détour par Vienne, le 31 juillet et le 1er août. Au cabinet de Pichler, il reçoit ces deux jours, le philosophe. Le 3 août, dans son journal intime, Freud écrit : *« Et l'incroyable s'est produit ! En une journée et demie, le magicien a réalisé une prothèse qui est moitié moins envahissante et lourde que toutes les autres, avec laquelle je peux mâcher, parler et fumer comme avant* [DERANIAN, 2007, pp. 165-

170]. » Il a conçu lui-même, de ses propres mains, dans le laboratoire de Pichler, avec les fournitures que lui a fait parvenir la princesse Marie, en fait trois prothèses. Freud sait que Kazanjian peut difficilement faire plus pour lui [HARDT, sans date, pp. 6-9]. Plus tard, Kazanjian dira, à un de ses confrères, que les chances de succès étaient bien minces. Kaznajian quitte Vienne, le 29 août. Le 30 août 1931, Freud écrit : *« Le magicien est parti hier. Je ne me sens pas aussi bien, mais je parle beaucoup mieux. Il me semble difficile de faire plus pour moi* [DERANIAN, 2007, pp. 165-170]. »
Kazanjian a demandé 5 000 $ pour son travail qui lui ont été payés. Pendant tout son séjour, Kazanjian est resté uniquement dans le laboratoire de Pichler. Il n'a rien vu de Vienne. Il a travaillé nuit et jour, et le patient a consulté parfois pendant 3 à 4 heures dans une journée. Après ce court séjour de 20 jours, Kazanjian ne peut plus revenir à Vienne, car il doit se rendre auprès de sa famille [DERANIAN, 2007, pp. 165-170]. Les prothèses de Kazanjian servent pendant 3 ans au célèbre psychanalyste.
Le dentiste autrichien a par ailleurs vu 143 fois Freud en consultation entre 1923 et 1924, et 122 fois entre 1926 à 1928 [HARDT, 2007, pp. 6-9]. Il l'aurait traité 16 fois en 1923, 74 fois en 1924 et 94 fois en 1932 [DERANIAN, 2007, pp. 165-170]. En 1938, Pichler examine Freud une dernière fois avant son départ d'Autriche, car il craint les nazis. Il l'examine aussi le 7 septembre 1938, à Londres, et constate une récidive de son carcinome [HARDT, 2007, pp. 6-9]. Freud meurt en 1939, à 83 ans, d'un carcinome verruqueux d'Ackerman. Il aurait demandé, avec l'accord d'Anna Freud, sa fille, à son médecin personnel autrichien de 1928 à 1938, Max Schur, de lui injecter une dose – mortelle ? – de morphine. Max Schur (1897-1969), médecin versé également dans la psychanalyse, formé à Vienne et ami intime de son illustre patient, a fait le choix de le suivre en Angleterre, dans sa fuite du régime hitlérien. Sigmund Freud n'a jamais cessé de fumer, malgré sa maladie. Quant à Pichler et Kazanjian, ils sont restés amis par la suite et n'ont pas cessé de correspondre [DERANIAN, 2007, pp. 165-170].

Le carcinome verruqueux d'Ackerman

C'est une forme histologique rare de carcinome, actuellement reconnue comme une entité clinique et histopathologique indépendante. Il peut se développer au niveau de toutes les muqueuses des voies aérodigestives supérieures, la cavité buccale étant le site le plus fréquemment atteint, suivie de la muqueuse laryngée. Décrit pour la première fois en 1948, par Lauren V. Ackerman (1905-1993), médecin et pathologiste américain prestigieux qui a sublimé la chirurgie cancéreuse, il représente 1 à 3 % des carcinomes laryngés et 2 à 12 % des carcinomes buccaux. L'âge moyen au moment du diagnostic est 69. Il existe une corrélation indéniable avec l'usage du tabac et une mauvaise hygiène bucco-dentaire. C'est une lésion leucoplasique, papillomateuse, exophytique et localement agressive [MONTJEAN & AL., 2004, p. 173].

Hans Pichler (1877-1949)
Fils d'un dentiste, Hans Pichler naît à Vienne, en 1877. Premier dans toutes les activités sportives, aussi bien adolescent qu'adulte, il obtient le respect de ses pairs. Démontrant sa résistance physique en permanence, il excelle dans de nombreux sports, y compris le ski et l'alpinisme. Il conservera ce goût prononcé pour les challenges physiques de toutes sortes, sa vie durant [ROMM & LUCE, 1984, pp. 31-32]. Après le gymnase, il entame des études médicales à Vienne, Fribourg et Prague. Le 10 août 1900, il participe à la réunion des 9 fondateurs de la Fédération dentaire internationale (FDI). Le lendemain a lieu dans les locaux de l'École dentaire de Paris, la première réunion du conseil exécutif de la FDI à laquelle il ne peut assister parce qu'il est malade [ENNIS, 1967, pp. 1, 8].
Cette année-là, il choisit une carrière chirurgicale à la clinique d'Anton Eiselsberg (1860-1939), chirurgien distingué de Vienne. Atteint d'eczéma suite à l'usage d'un antiseptique pour désinfecter ses mains avant chaque opération, il s'oriente vers la chirurgie dentaire et suit les cours de l'école dentaire de la Northwestern University de Chicago, en 1902. Sous la tutelle de Green Valdimar Black (1836-1915), auteur de la classification des lésions carieuses, père de la non moins célèbre « extension prophylactique » et premier doyen de l'école dentaire de la Northwestern University en 1897, Hans suit au début avec perplexité l'enseignement américain. Puis, gagné par son pragmatisme scientifique, il obtient son diplôme dentaire à la fin de l'année. Ses prises de position et l'expression de ses opinions constituent vite un pôle d'intérêts majeur attendu des meilleurs cliniciens [ROMM & LUCE, 1984, pp. 31-32]. L'année d'après, Pichler repart à Vienne où il s'installe. En tant que

professeur, il dirige l'Institut dentaire de l'université de Vienne. Là, il enseigne les principes de l'art dentaire et de la chirurgie orale, et milite pour l'établissement d'un cursus pour les dentistes autrichiens sanctionné à la fin par un diplôme.

Pendant la Grande Guerre, son travail connaît un essor phénoménal et il acquiert vite une dextérité peu commune et reconnue. Le travail scientifique de Pichler est colossal. Il couvre de nombreux domaines de la dentisterie. Il a écrit 125 articles et a contribué à plusieurs livres. Focalisant ses recherches sur la chirurgie maxillo-faciale et la dentisterie préventive, il s'enquiert aussi de la prothèse mise en place suite à la résection d'une mâchoire, du traitement des névralgies trigéminales et de la gestion des fentes de la face. Il devient vite un grand ami de Victor Veau (1871-1949), le célèbre chirurgien français [ROMM & LUCE, 1984, pp. 31-32]. En 1936, Hans préside le IXe congrès de la Fédération dentaire internationale à Vienne. Alors professeur, il affirme avec conviction : *« Nous, Autrichiens, voulons rester en contact avec la médecine, mais nous voulons collaborer avec les dentistes du monde entier vers un objectif commun. »* Le congrès connaît un franc succès, ce qui fait la fierté de Pichler, dans un pays où les dentistes sont avant tout des stomatologues. Deux résolutions approuvées par Pichler sont enregistrées à ce meeting : l'abolition de toute rivalité entre les stomatologues et les dentistes qui doivent travailler en parfaite harmonie, et l'obligation pour les dentistes d'avoir suivi une formation médicale appropriée sous contrôle universitaire [ENNIS, 1967, pp. 110, 112]. Hans traduit en allemand le livre de Black et en 1948, il publie son livre en 3 volumes intitulé *Chirurgie de la bouche et des mâchoires*, recueil de ses expériences professionnelles [DERANIAN, 2007, pp. 165-170]. Pichler était un homme calme, avec du tempérament. Timide, il apparaissait de prime abord réservé et modeste. Méticuleux à l'extrême, il faisait attention à tous les détails. Plein de tact, il savait consoler et se montrer attentionné avec ses patients [ROMM & LUCE, 1984, pp. 31-32]. Hans Pichler meurt le 3 février 1949, à Vienne [RIAUD, 2010, pp. 119-122].

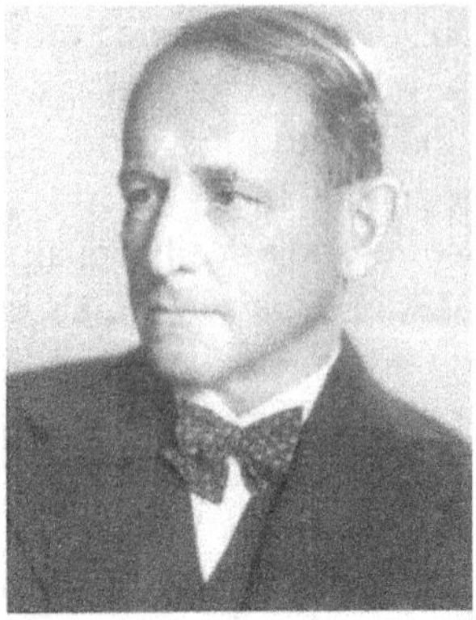

Professeur Hans Pichler (1877-1949)
[© OSTERREICHISCHE NATIONALBIBLIOTEK, 2009].

Varaztad Hovhannes Kazanjian (1879-1974)

Varaztad naît le 18 mars 1879, à Erzincan, en Arménie turque. Il fait une partie de sa scolarité à la mission française jésuite de Sivas. En 1893, il émigre vers Samsun pour vivre et travailler pour un demi-frère plus âgé. Par la suite, il travaille à la poste de Samsun [HTTP://WWW.ARMENIAPEDIA.ORG, 2006, pp. 1-3]. En 1895, il part pour les États-Unis où il arrive en octobre. Il vit dans la communauté arménienne de Worcester. Il suit des cours par correspondance avant d'entrer aux cours du soir de Worcester. Le 15 octobre 1915, il devient citoyen américain. En 1902, il entre à la Boston English High School. Il est admis à l'École dentaire d'Harvard. Il fait partie de la promotion de 1905, année où il sort diplômé de cette école, le 28 juin. Il entame aussitôt un exercice libéral à Boston [DERANIAN, 2007, pp. 200-202].

En 1906, il est nommé assistant en dentisterie mécanique, puis assistant en prothèse dentaire en 1907 et enfin, démonstrateur en prothèse dentaire en 1909, à l'École dentaire d'Harvard. En 1911, il entre en deuxième année à la Faculté de médecine de Boston. En 1912, il est nommé chef du département de prothèse dentaire de l'École dentaire d'Harvard. La même année, il quitte la Faculté de médecine de Boston. Le 21 décembre 1912, il épouse Sophie Augusta Cuendet à Boston. Celle-ci décède le 10 août 1919.

Pendant la Première Guerre mondiale, Kazanjian exerce principalement en tant que dentiste [DERANIAN, 2007, pp. 65-102, 200-202]. En 1915, il est nommé officier dentaire en chef dans l'unité médicale d'Harvard, présente dans les forces expéditionnaires britanniques. Il sert avec le rang de lieutenant honoraire. Il officie à Camiers, en France, dans les hôpitaux généraux n° 20 et n° 22. En septembre, il est à Paris, en rendez-vous avec le Dr Hayes, au département dentaire de l'American ambulance. Il travaille sans relâche à l'hôpital n° 22 où il traite pas moins de 22 blessés en un mois. Ces réalisations prothétiques sont innovantes et originales. Aucune n'est semblable. Utilisant des attaches dentaires au maximum, il immobilise des fragments osseux dans le cadre de fractures des maxillaires et les fixe en harmonie avec l'occlusion d'origine. En octobre 1915, il retourne aux USA. Il est de retour en Angleterre avec une seconde unité provenant d'Harvard, le 17 novembre. Le 3 décembre, il visite Oxford. Dans le même mois, il est affecté à l'hôpital général n° 20 qui est sous contrôle anglais. C'est ainsi que, lorsqu'il entrait dans la grande salle, les blessés lui baisaient la main dans un geste de respect et de gratitude. Kazanjian innove tellement que les journaux en font leurs éditoriaux. Ses techniques novatrices sont devenues des procédures chirurgicales de référence. En avril 1916, il parle devant la Société américaine de Paris. En juin, il est promu major honoraire, dans le corps médical de l'armée anglaise. Le 15 du même mois, il rend son article à l'Association dentaire britannique, intitulé « Traitement immédiat des fractures des mâchoires par balle ». À l'intérieur apparaissent ses protocoles de traitement, mais aussi une classification des fractures. Le 7 novembre 1917 et le 7 avril 1918, le médecin arménien reçoit deux citations signées par Churchill. Kazanjian travaille à la tête de 6 dentistes qui, en nombre insuffisant, essaient d'apporter tout le réconfort possible aux blessés. C'est là que Varaztad invente le clamp de Kazanjian destiné à arrêter les hémorragies artérielles, le bouton de Kazanjian pour immobiliser les maxillaires avec des élastiques et l'attelle de Kazanjian destinée aux fractures nasales. Le 3 juin 1918, il est fait compagnon de l'ordre de Saint-Michel et Saint-Georges. Sa notoriété grandit de jour en jour. Il est très ami avec Gillies et Fry en qui il voit des alliés fidèles. Cette année-là, il est nommé professeur de chirurgie orale militaire, à l'École dentaire d'Harvard [DERANIAN, 2007, pp. 65-102, 200-202]. En 1919, il est démobilisé après avoir traité environ 3 000 patients. Il reçoit l'investiture de sa décoration des mains du roi George V à Buckingham Palace en mai. Il revient aux États-Unis où il est admis en troisième année à l'École médicale d'Harvard. Il reprend ses fonctions de professeur de chirurgie orale militaire à l'École dentaire d'Harvard [DERANIAN, 2007, pp. 200-202]. En 1921, il est diplômé en médecine. Il entame à Boston un exercice privé en chirurgie plastique de la face, en prothèses chirurgicales et en chirurgie orale. En 1923, le 25 août, il se remarie. En 1931, il est nommé chirurgien responsable des opérations de chirurgie plastique au Massachusetts Eye and Ear Infirmary. Dans le même temps, il devient consultant au Massachusetts General Hospital. En 1932, il reçoit une récompense de la société dentaire de l'État de Rhode Island. En 1937, il préside l'Académie américaine des sciences dentaires et en 1940, l'Association des chirurgiens plastiques américains. En 1943, il reçoit la médaille Alfred E. Fones de la société dentaire du Connecticut. En 1947, il est enseignant à titre honorifique de l'École de médecine de l'université de Pennsylvanie [DERANIAN, 2007, pp. 200-202]. En 1949 paraît la première édition de son livre co-écrit avec le Dr John Marquis Converse, intitulé *The Surgical Treatment of Facial Injuries* (*Le traitement chirurgical des blessures de la face*). En 1951, il est congratulé par la Société américaine de chirurgie plastique et reconstructive pour son implication prépondérante dans l'organisation et le développement de cette discipline. En 1952, il est fait docteur honoris causa par le Bowdoin College. En 1953 lui est délivrée la clé d'honneur de l'Académie d'ophtalmologie et d'ORL. En 1954, il reçoit une récompense de la Société américaine des chirurgiens oraux et il est fait membre d'honneur de l'Académie de chirurgie orale Chalmers Lyons de l'université du Michigan. En 1956, une récompense honorifique lui est attribuée par la Société américaine de chirurgie maxillo-faciale. Cette année-là lui est décernée la médaille commémorative Leonard Wood par l'Association des élèves du Boston City Hospital et il est fait également membre d'honneur de la Société dentaire du Massachusetts. En 1957, il est nommé membre d'honneur et obtient une récompense honorifique de la New England Society des chirurgiens oraux. En 1957 toujours, il devient membre d'honneur de la Société dentaire de Worcester. En 1959, il est décoré par l'Association américaine des chirurgiens plastiques. La seconde édition de son livre paraît la même année. En 1960, il est le premier président de la New England Society de chirurgiens oraux. En 1962, il reçoit les félicitations écrites du président de l'université de New York pour son œuvre [DERANIAN,

2007, pp. 200-202]. En 1964, il prend sa retraite et cesse par conséquent ses activités. En 1966, il est nommé membre d'honneur de l'Association britannique des chirurgiens plastiques de Londres et en 1967, du Royal College des médecins et chirurgiens de Glasgow. Cette même année lui est décernée la Harvard Dental Centennial, une récompense illustrant cent ans de dentisterie à Harvard. Il décède le 19 octobre 1974, dans sa maison de Belmont, entouré de sa famille [DERANIAN, 2007, pp. 200-202]. Homme simple, humaniste et humble, attaché à sa famille et fidèle en amitié, assidu et passionné par son travail, adulé par ses élèves, mais aussi par ses confrères, aimant la nature et la pêche par-dessus tout, ne reniant jamais ses origines arméniennes, citoyen américain d'esprit servant sa nouvelle nation avec ferveur, Kazanjian est considéré comme la référence de la chirurgie maxillo-faciale au XXe siècle. Ses patients ainsi que ses collaborateurs l'ont dépeint comme un virtuose du bistouri. Les organisations médicales et les médias l'ont pleuré, et n'ont eu de cesse de rendre hommage à cet homme à l'annonce de sa mort, et encore bien des années après. Il laisse 154 publications dans des revues américaines, britanniques, françaises (7), espagnoles (2) et allemande (1), échelonnées de 1911 à 1975, la dernière étant posthume. Parmi elles, il y a 50 collaborations scientifiques. Il officie dans 18 cliniques ou hôpitaux. Il enseigne l'orthodontie à la Harvard Forsyth Post-graduate of Orthodontia (1919-1920), l'ORL au Tufts College Medical School en 1944. Il est nommé professeur de chirurgie orale à l'Harvard Medical School en 1922, professeur de chirurgie plastique à l'Harvard Medical School en 1941. Il est fait professeur émérite de chirurgie plastique à l'Harvard Medical School en 1947 [DERANIAN, 2007, pp. 200-202 ; RIAUD, 2010, pp. 71-78].

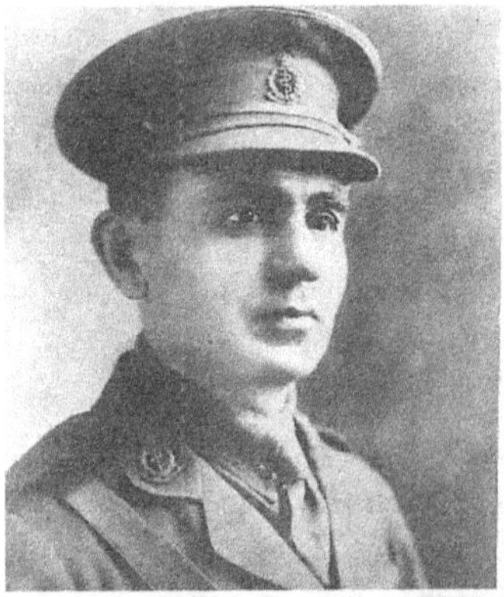

Professeur Varaztad H. Kazanjian (1879-1974)
[© FRANCIS A. COUNTWAY LIBRARY OF MEDICINE, 2009].

Références bibliographiques :

DERANIAN M. (2007) – *Miracle Man of the Western Front*, Chandler House Press, Worcester.

ENNIS J. (1967) – *The Story of the Fédération dentaire internationale (1900-1962)*, FDI (ed.), Londres.

FRANCIS A. COUNTWAY LIBRARY OF MEDICINE (2009) – Harvard Medical Library, communication personnelle, Boston, USA.

HARDT N. (sans date) – « Sigmund Freud, his oral neoplastic disease and oral, maxillary, and facial surgery », in *AO Dialogue*, pp. 6-9.

HTTP://WWW.ARMENIAPEDIA.ORG (2006) – *Varaztad Kazanjian*, pp. 1-3.

KREMER R. (sans date) – « Le martyre de Sigmund Freud (1920-1939) », in *http://www.md.ucl.ac.be*, pp. 1-3.

Montjean F. & al. (2004) – « Le carcinome verruqueux oral », in *Rev. Med. Brux.* ; 25 : 173-177.

Osterreichische Nationalbibliotek (2009) – communication personnelle, Picture Archive, 203340-C, Vienne, Autriche.

RIAUD X. (2010) – *Pionniers de la chirurgie maxillo-faciale (1914-1918)*, L'Harmattan (éd.), Collection Médecine à travers les siècles, Paris.

ROMM S. & LUCE E. A. (January 1984) – « Hans Pichler : Oral surgeon to Sigmund Freud », in *Oral Surgery, Oral Medicine and Oral Pathology*, 47 (1) : 31-32.

Cancers oraux de célébrités

par Dr Xavier Riaud

Grover Cleveland est né en 1837. Il a été le 22e président des États-Unis, élu en 1884 et réélu une seconde fois en 1892. Peu après sa deuxième élection à la présidence, Cleveland remarque une tuméfaction de son palais et le 13 juin 1893, il se confie au Dr O'Reilly, médecin attitré à la Maison-Blanche. Le Dr O'Reilly fait deux prélèvements qu'il envoie à l'hôpital des armées, sans l'indication du nom du patient. Le diagnostic de tumeur maligne revient et reste secret. Le président Cleveland n'a voulu qu'en aucun cas la moindre fuite sur sa maladie n'ait lieu, pour éviter une panique boursière à Wall Street. Sa famille n'a même pas été mise au courant. Le 30 juin 1893 au soir, il monte à bord d'un yacht *L'Oneida* amarré dans le port de New York, propriété d'un de ses amis, dont le grand salon a été transformé d'urgence en salle d'opération (Marandas, 2011). La maxillectomie supérieure droite débute à minuit, pratiquée par une équipe chirurgicale dirigée par le Dr Joseph Bryant, éminent chirurgien qui a, peu avant, publié une revue de 250 maxillectomies dont deux faites par lui-même. J. Bryant est entouré des Drs O'Reilly et W. Keen de Philadelphie, du Dr J. Erdmann de New York, du Dr F. Hasbrouck, dentiste à New York et grand expert dans l'utilisation de l'oxyde nitrée comme anesthésique. Cette anesthésie n'est pas sans danger, car le président Cleveland est très corpulent avec un cou court et très épais. La résection osseuse est allée de la première prémolaire à la tubérosité du maxillaire. L'anesthésie associe des applications locales de cocaïne et une anesthésie générale. L'exérèse elle-même dure 1h24 minutes. La cavité est tamponnée par une mèche iodoformée. À deux heures du matin, tous les participants et l'opéré portent un toast accompagné d'un verre d'alcool. Le président est debout dans l'après-midi et le 5 juillet, il quitte le yacht-hôpital après s'être fait confectionner une prothèse provisoire en caoutchouc. Deux semaines, le 17 juillet, une petite reprise chirurgicale sur un granulome est réalisée sur *L'Oneida* permettant une vaste cautérisation de la cavité et la mise en place d'une prothèse en caoutchouc vulcanisé parfaitement ajustée réalisée par le Dr Gibson.

G. Cleveland peut alors parler et avaler parfaitement, ce qui lui permet de reprendre la lutte politique. L'entourage parle d'extractions dentaires multiples pour expliquer son absence et les ennuis inhérents à l'opération. Le 7 août, il réapparaît en public à Washington sans aucune disgrâce physique ou trouble de l'élocution et, le 29 août, il remporte une éclatante victoire au congrès faisant adopter l'étalon or. Son cancer n'a pas récidivé et le président Cleveland décédera en 1908, 15 ans après le traitement de son cancer (Marandas, 2011).

Sammy Davis Jr. (1925-1990), acteur, chanteur et membre du fameux Rat Pack avec Sinatra ou encore Dean Martin, présente un cancer de la gorge en 1989 qui nécessite huit semaines de radiothérapie. Le patient semble en rémission. Mais, en 1990, ce qui semble être un abcès de gencive révèle une plus grosse tumeur de la bouche qui est inopérable. Sammy Davis Jr. décède quelques semaines après, le 16 mai (http://oralcancerfoundation.org, 2001-2009).

Lana Turner (1921-1996), célèbre actrice hollywoodienne, a connu de sérieux problèmes d'alcoolisme chronique et fumait énormément. Un cancer oral l'emporte en 1996, après avoir été confirmé en 1992 (http://oralcancerfoundation.org, 2001-2009).

John Gotti (1940-2002), parrain de la famille Gambino, une des cinq familles mafieuses new-yorkaises, est condamné à l'emprisonnement à vie sans liberté conditionnelle, le 23 juin 1992. En 1998, alors, âgé de 57 ans, un cancer oral est diagnostiqué (http://oralcancerfoundation.org, 2001-2009). Il est mort suite à des métastases retrouvées au niveau de la tête et du cou, le 10 juin 2002, au centre médical des États-Unis pour les prisonniers fédéraux à Springfield, Missouri, où il a été transféré dès confirmation des résultats des premiers examens. Il aurait contracté, selon sa famille, un abcès dentaire. Sa famille aurait demandé à plusieurs reprises que le spécialiste, qui avait traité la bouche de Gotti avant son incarcération et qui l'avait réhabilitée grâce à une technique particulière, soit autorisé à consulter en prison pour soigner la bouche infectée du prisonnier. Un refus a été opposé à cette demande à chaque fois. (http://fr.wikipedia.org, 2008, pp. 1-3 & Torro, 2007, pp. 1-3).

Bobby Hamilton (1957-2007) était un pilote de NASCAR. Son cancer oral est diagnostiqué en 2006. Au bout de deux semaines de radiothérapie et de chimiothérapie, il s'arrête de conduire, après avoir tout de même disputé trois grands prix. Une grosseur ayant évolué en enflure avait été observée lors d'un examen dentaire et, après différents traitements pour la faire partir, elle ne disparaissait pas (http://oralcancerfoundation.org, 2001-2009).

En 2010, l'acteur Michael Douglas, célèbre acteur américain, fils du non moins célèbre Kirk, annonce développer un cancer de la langue de stade 4. Son traitement a été très lourd, mais il en est sorti 100 % guéri (http://oralcancerfoundation.org, 2001-2009).

Références bibliographiques :
http://fr.wikipedia.org, *John Gotti*, 2008, pp. 1-3.
http://oralcancerfoundation.org, 2001-2009.
Hyson John Jr & Swanson Ben, « Portrait of a Confederate Secret Agent: Henry A. Parr, D. D. S. », in *J. Hist. Dent.*, 1996 Jul ; 44(2) : 53-60.
Marandas P., « Les cancers des VADS dans l'histoire », in *Ann. Fran. ORL & Patho. Cerv.-Facia.*, 2011 ; 128 : 116-121.
Riaud Xavier, Histoires de la médecine bucco-dentaire, L'Harmattan (éd.), Coll. Médecine à travers les siècles, Paris, 2010.
Torro Kenny, « John Gotti », in *http://realdealmafia.com*, Montreal, 2007, pp. 1-3.

Reconstruction de l'étage moyen de la face

L'étage moyen de la face est compris entre le milieu des orbites et l'interstice des lèvres. Il comporte les joues, voie de passage du nerf facial, le palais et la région labiale participant à l'élocution, et à la mastication. Il faut ajouter des facteurs majeurs. La pyramide nasale participant à la respiration et à l'olfaction, les massifs orbito-palpébraux sont essentiels. La prise en charge de la restauration de ces fonctions et de ces structures anatomiques fait appel à plusieurs disciplines chirurgicales. L'étage moyen de la face regroupe ainsi dans un espace limité de nombreux organes essentiels à la survie et joue un rôle central dans la vie sociale. Les déformations du bloc oculo-palpébral les plus fréquentes sont l'ectropion, l'endophtalmie, la diplopie. Aussi, la prise en charge de ces pertes de substance est difficile.

Certains organes lésés sont irremplaçables : l'étage moyen de la face au niveau de l'extrémité cervico-céphalique le met en rapport avec la cavité buccale et avec le cerveau. Cela nécessite une restauration étanche des frontières de la sphère ORL avec le cerveau. Les déformations jugales liées à des exérèses du corps du malaire doivent être réparées. Les déformations de la pyramide nasale sont liées aux maxillectomies. La déformation labiale supérieure est classique et prévisible. Il faut l'éviter.

L'analyse de l'anatomie pratique de l'étage moyen de la face dicte la prise en charge de la reconstruction. Les limites de la chirurgie reconstructrice de l'étage moyen de la face nécessitent parfois un remplacement prothétique. Chaque perte de substance de l'étage moyen de la face permet de recenser les gestes, les lambeaux, les tissus nécessaires pour reconstruire les défauts. Les pertes de substance de l'étage moyen de la face sont complexes.

Il faut réaliser une reconstruction en 3 plans : un plan muqueux profond tapissant une structure osseuse et cartilagineuse protégée par un plan cutané. De nombreux lambeaux locaux sont utilisés.

Cependant, deux techniques sont importantes par leur fréquence d'utilisation. Leur fiabilité répond à une grande part des pertes de substance cutanées de la face :

- le lambeau cervico-jugal : l'élasticité et l'étendue des régions cervicales et jugales donnent une réserve cutanée abondante et bien vascularisée.
- le lambeau paramédian frontal a été décrit au VIIIe siècle avant notre ère pour les reconstructions nasales après amputation. Il est encore le lambeau de référence dans la reconstruction du nez. Les séquelles sont minimes. La reconstruction des structures osseuses de soutien est essentielle. Le but de la reconstruction est d'assurer un comblement de l'espace mort. Deux lambeaux donneurs d'os vascularisé peuvent être privilégiés :
- les lambeaux de la région scapulo-dorsale avec l'omoplate ;
- le lambeau composite de péroné : son avantage est de procurer une longue baguette osseuse vascularisée. Ses indications sont réservées au remplacement du palais dur et aux pertes de substance combinées du maxillaire supérieur, et de la mandibule.
La reconstruction étanche des frontières supérieures et inférieures concerne quatre fermetures étanches :
. Reconstruire la base du crâne ;
. La fermeture étanche du cerveau est une priorité.
La fuite de liquide céphalo-rachidien compromet le pronostic vital. Le remplacement de la dure-mère est assuré par un feuillet aponévrotique. La suture doit être étanche et complétée par une colle biologique. L'apport d'os est déconseillé, car le risque d'infection existe. Les lambeaux de grand droit de l'abdomen et de grand dorsal sont le plus souvent utilisés.
- Le palais. La reconstruction du palais dur se fait habituellement par le transplant de fibula composé. Au contraire, la reconstruction du palais mou se fait par le transplant antébrachial.
Le cadre osseux du maxillaire supérieur doit être reconstruit. La prothèse palatine avec une balle obturatrice est le traitement de choix. L'absence de dents pousse à la reconstruction osseuse avec une réhabilitation dentaire par implants ostéointégrés.
- La résection palatine sans résection osseuse intéresse surtout le palais membraneux. Le greffon cutané vascularisé le plus simple, le lambeau antébrachial, est souvent utilisé, car il a un long pédicule vasculaire et il est fin, et mince. Panacher les techniques est une nécessité. Les principales fonctions à restaurer sont :
. La région orbito-palpébrale ;
. La pyramide nasale ;

. La région jugale, le palais ;
. La région labiale supérieure.

Conclusions
La reconstruction de l'étage moyen de la face bénéficie des progrès de nombreuses spécialités chirurgicales, en particulier ORL, ophtalmologiques et neurochirurgicales.
En 1950, Owens et Bakamjian utilisent le lambeau de sterno-cléido-mastoïdien, puis, en 1960, arrive le lambeau frontal de Mc Gregor. Suivent le delto-pectoral, le muscle temporal et le fascia temporo-pariétal qui sont utilisés. Cependant, pour les pertes de substance introduisant une troisième dimension, elles nécessitent des transferts tissulaires vascularisés. Ainsi, plusieurs éléments sont améliorés :
- possibilité de radiothérapie postopératoire à dose totale ;
- diminution des reprises chirurgicales pour retouches ;
- influence directe sur la chirurgie carcinologique en permettant des exérèses plus vastes vers la base du crâne et pour la chirurgie de rattrapage, sans être destructeur.
L'approche multidisciplinaire reste indispensable. Le développement des tissus de synthèse et d'un Bio-engineering devrait aider dans ces entreprises.

Références bibliographiques :
- Coleman J. J., « Osseous reconstruction of the midface and orbits. », in *Clin. Surg.*, 1994 ; 21 : 113-124.
- Koshima I. & al., « Three dimentional combined flaps for reconstruction of complex facial defects following cancer ablation. », in *J. Reconst. Microsurg.*, 1997 ; 13 : 73-80.
- Yamamoto Y. & al., « Facial reconstruction with free-tissue transfer. », in Plast. Reconstr. Surg., 1994 ; 91 : 483-489.

Reconstruction mammaire

par Dr Marie-Christine Missana[9]

Guérir des femmes, leur redonner espoir, les aider à se reconstruire une féminité blessée par les traitements et souvent leur redonner une poitrine plus belle qu'avant le drame de l'annonce, c'est un piment qui rend chaque jour encore plus utile et plus beau. La reconstruction du sein peut intéresser uniquement un segment du sein et nous parlons de reconstruction partielle, ou intéresser la totalité du sein et nous parlons de reconstruction totale, le sein ayant été enlevé par nécessité pour traiter certains cancers, ou par prévention dans le cas de maladie génétique.

La reconstruction partielle du sein

Nous avons enseigné dès le début des années 1990 notamment au sein des Séminaires de techniques chirurgicales de l'Institut Gustave Roussy, avec mes confrères les Drs Lise Barreau, Jean-Yves Petit, Claude Nos, Krishna Clough, mon maître le Dr Michel Abbes, sans omettre le Dr Audretsch qui a largement publié à ce sujet. Comment enlever un cancer du sein, quelle cicatrice faire et ne pas faire, comment permettre aux femmes de garder un beau sein, voire se réveiller après l'intervention avec un sein encore plus beau que le sein « d'avant » la maladie ? Ce savoir-faire est communément médiatisé aujourd'hui sous le terme « oncoplastie ». Si certaines femmes n'ont pas eu la chance de bénéficier de ces techniques et conservent un sein abîmé par la chirurgie, il est toujours possible de leur redonner espoir et sourire grâce à la maîtrise parfaite des techniques de chirurgie réparatrice, et esthétique. Toutes les étapes sont fondamentales dans le traitement chirurgical d'un cancer du sein, que ce soit l'accueil, l'écoute, puis l'examen clinique, la lecture des clichés radiologiques. La « guérison » chirurgicale dépend bien souvent de la qualité de cette approche, de la qualité de l'ablation de

---

[9] Ancien chef de clinique assistant des Hôpitaux de Paris, ancien praticien spécialiste du Centre de lutte contre le cancer, Institut Gustave Roussy, Villejuif ; Chirurgie plastique reconstructrice et esthétique ; Chirurgie carcinologique ; chef de service adjoint du Centre hospitalier Princesse Grace, Monaco ; membre titulaire de l'Académie nationale de Chirurgie.

la tumeur qui est régie en cancérologie par des règles précises, de la qualité et du soin apporté à reconstruire le vide généré par l'ablation de la tumeur.
Prenons pour exemple une patiente se présentant avec une tumeur située à la partie basse du sein, ce que nous appelons communément les « quadrants inférieurs » du sein. Et voici deux résultats esthétiques possibles, le résultat après l'ablation exclusive du cancer (photographie 1) et le résultat esthétique après l'ablation du cancer et la reconstruction immédiate du sein (photographie 2). Pour la patiente de la photographie 1, le chirurgien a effectué une seule cicatrice, n'a pas remodelé le sein et n'a pas anticipé le résultat. Pour la patiente de la photographie 2, j'ai informé ma patiente qu'il était important de rajouter d'autres cicatrices que j'utilise en chirurgie esthétique pour lui permettre de se réveiller avec un beau sein. Ce sont les cicatrices que nos maîtres nous ont enseignées pour « remonter » ou réduire un sein. Et ce type de raisonnement est valable pour toutes les localisations de tumeur dans le sein. Le chirurgien doit toujours anticiper le résultat pour offrir à sa patiente un résultat parfait, tant sur le plan de la guérison que celui du résultat esthétique.

La reconstruction totale du sein

Initiée dans les publications dès les années 1906, elle a subi maintes évolutions et progrès permettant aux femmes d'accéder aujourd'hui à des reconstructions presque parfaites. Aucune technique n'est meilleure qu'une autre. Il n'y a pas une technique pour toutes les patientes, mais une technique spécifique pour chaque patiente en fonction de sa morphologie, de son passé, de ses traitements, de ses addictions (tabac…), de ses souhaits…
Lorsque le couple chirurgien/patiente s'engage dans le processus de reconstruction, deux à trois interventions sont souvent nécessaires pour arriver à un excellent résultat, interventions espacées d'un minimum de 3 mois.

Quand reconstruire un sein en totalité ?

Reconstruire un sein en totalité lors du même temps opératoire que celui de son ablation permet de réduire au maximum les cicatrices finales. Ce procédé est appelé reconstruction « immédiate ». Lorsque cette solution n'est pas envisagée pour diverses raisons, la reconstruction du sein peut alors être effectuée à distance des traitements et nous parlons de reconstruction « secondaire ». Nous savons depuis les années 1990 que si un traitement par radiothérapie doit être administré après une reconstruction totale du sein, celui-ci modifie, et très souvent, détériore le résultat esthétique de la reconstruction en fonction de la technique chirurgicale choisie. Il faut donc anticiper, prévoir, privilégier une technique opératoire plutôt qu'une autre, prévenir la patiente de la possibilité de réinterventions.

Comment reconstruire un sein en totalité ?

De façon synthétique, la reconstruction totale d'un sein peut être effectuée par :

. l'utilisation d'un matériau étranger ou implant prothétique ;

. l'utilisation exclusive des tissus de la patiente ou reconstruction « autologue » ;

. les deux techniques précédentes associées, à savoir l'utilisation des tissus de la patiente et d'un implant.

Nous allons décrire successivement ces techniques.

La reconstruction par implant prothétique

L'implant prothétique le plus fréquemment utilisé est un implant en silicone. Son enveloppe est un élastomère de silicone et son contenu peut être un gel de silicone cohésif (le plus couramment usité), ou du sérum physiologique. Ces implants sont disponibles dans une grande diversité de formes (rondes, anatomiques), une grande diversité de dimensions (plus ou moins hautes, larges ou projetées), une grande diversité de volume. Lorsque la reconstruction du sein est effectuée lors du même temps opératoire que l'ablation du sein, ce que nous appelons donc reconstruction mammaire immédiate, nous utilisons également un autre matériau qui permet de mettre en place exactement le volume de prothèse que l'on souhaite. De nombreuses discussions sont en cours sur le type de matériau complémentaire devant être utilisé, un matériau de synthèse, ou un matériau « biologique » issu d'animaux, et prôné dans certaines études où les opérateurs présentent bien souvent des conflits d'intérêts avec le laboratoire commercialisant ce matériau. Ce matériau biologique porte le nom de « ADM » ou matrice dermique acellulaire. Ces matrices dermiques ont été utilisées dès les années

1990 dans le traitement des brûlures, dans la chirurgie reconstructrice de la paroi abdominale et des extrémités, puis ont été introduites en 2001 en chirurgie esthétique, et en 2005 en reconstruction mammaire. Il existe une place de plus en plus importante de ces adjuvants en reconstruction mammaire, en reconstruction immédiate et étonnamment en reconstruction secondaire, place dont l'intérêt, et les indications sont très discutables, que ce soit en reconstruction immédiate, secondaire, ou en chirurgie esthétique.
J'utilise, pour toutes mes patientes, exclusivement des matériaux de synthèse qui ont fait preuve de leur efficacité et innocuité. L'utilisation de produit issu d'animaux pour reconstruire le sein d'une femme m'étant éthiquement non acceptable outre leur intérêt scientifique très discuté. Ces deux éléments choisis, la qualité de la reconstruction dépend essentiellement de la façon dont le chirurgien reconstruit les « sillons » du sein, de son expertise, mais également de l'épaisseur et de la souplesse des tissus. Le dessin n° 1 permet d'expliquer le positionnement de la prothèse et du matériau adjuvant. La prothèse est le plus souvent positionnée sous le muscle pectoral, mais certaines équipes remettent en exergue le positionnement de la prothèse directement sous la peau, technique utilisée dans les années 1970 et 1980, et abandonnée eu égard aux taux élevés de complications observées.

La reconstruction par lambeau de grand dorsal

Tansini décrit en 1906 le premier prélèvement de peau et muscle grand dorsal après ablation du sein. Il s'agit d'une merveilleuse technique chirurgicale qui, lorsqu'elle est parfaitement maîtrisée, permet de reconstruire un très beau volume mammaire en un seul temps opératoire. Elle permet de jouer sur les segments de peau du sein que l'on veut reconstruire. L'objectif est de prélever dans le dos ce qui manque au niveau du thorax, c'est-à-dire de la peau, et éventuellement de la graisse. Or, la peau prélevée au niveau du dos ne peut survivre ailleurs que si elle est nourrie par des vaisseaux. Ces vaisseaux situés dans le muscle grand dorsal imposent, dans la technique princeps, que ce muscle soit prélevé en même temps. La peau et le muscle sont alors transférés en avant au niveau de la région thoracique comme montré sur le dessin n° 2 et une prothèse de volume adéquat est posée sous le muscle dorsal qui lui sert de hamac (dessin n° 3).

En 1980, Mc Craw propose de prélever en plus de la peau et du muscle du dos, plusieurs secteurs de graisse du dos, secteurs schématisés sur le dessin n° 4. Cette nouvelle technique augmente le volume de matière apportée au niveau du sein, autorisant ainsi une reconstruction de volume modéré sans adjonction de matériau étranger. Le prélèvement ne peut se faire en fonction des tissus dont nous avons besoin pour reconstruire le sein par différentes cicatrices lorsque l'on maîtrise parfaitement cette technique, une cicatrice dans le dos, une cicatrice le long de l'aisselle, voire aucune cicatrice supplémentaire. De fait, si ce procédé donne d'excellents résultats en termes de forme et de volume de sein reconstruit, il est générateur dans sa technique originelle d'une cicatrice de longueur importante au niveau du dos de 20 centimètres alors que, bien souvent, nous n'avons besoin que d'une petite pastille de peau du dos de 4 centimètres, voire aucune peau utile. C'est la raison pour laquelle j'ai promu en 2001, avec mon confrère le Dr Christophe Pomel, une technique de prélèvement de ce muscle par une minime cicatrice de 2 centimètres telle que schématisée en pointillés sur le dessin n° 5, technique utilisant une insufflation de gaz analogue à celui utilisé en chirurgie cœlioscopique abdomino-pelvienne. Cette nouvelle technique a par la suite été pratiquée par assistance robotique par les équipes disposant de robot chirurgical.
Soucieux de préserver le muscle du dos, d'autres équipes développent une technique couplant le prélèvement d'une seule partie du muscle grand dorsal à une avancée de la peau du ventre. Cette évolution chirurgicale nécessite néanmoins toujours une seconde intervention d'injection de tissu graisseux pour obtenir un volume de sein satisfaisant comme schématisé sur le dessin n° 6.

La reconstruction par lambeau de grand droit abdominal

Cette reconstruction est particulièrement indiquée lorsque la patiente à un ventre présentant un excès de graisse et de peau.
L'intervention prélève sur le ventre ce qui manque au niveau du thorax, c'est-à-dire de la peau et de la graisse pour reconstruire le sein. Les vaisseaux nourriciers de la peau et de la graisse du ventre étant issus du muscle sus-jacent, le muscle grand droit abdominal, celui-ci est prélevé dans la technique originelle dans sa totalité, servant d'armature nourricière. On parle de lambeau pédiculé, c'est-à-dire qu'il reste attaché au site initial par ses vaisseaux et ses nerfs.

Il est retourné jusqu'au niveau du thorax comme schématisé sur le dessin n° 7. Cette technique permet donc de coupler une reconstruction du sein à une amélioration de la silhouette du ventre, la cicatrice en fin d'intervention étant comparable à celle d'un lifting de l'abdomen.

Microchirurgie et reconstruction mammaire

Dans les années 1980, l'avènement de la microchirurgie modifie notre approche de la chirurgie plastique reconstructrice en général et notamment de la reconstruction mammaire pour certaines morphologies de patientes, et de sein à reconstruire. De nombreuses patientes opérées par mes soins, avec mon ami le Pr Michel Germain passionné de microchirurgie et transplants de tout ordre, ont pu bénéficier de cette technique chirurgicale.

La microchirurgie consiste à effectuer un acte chirurgical sous microscope. Dans le cas particulier de la chirurgie plastique, il consiste à prélever des tissus d'excellente qualité avec leur axe vasculaire (et parfois nerveux) sur une partie du corps et à brancher ces vaisseaux sur les vaisseaux proches de l'endroit du corps où existe un trou ou perte de substance. Ces interventions s'effectuent toujours à double équipe chirurgicale afin d'opérer simultanément sur les deux sites opératoires, le sein à reconstruire et le lieu de prélèvement des tissus. Elles nécessitent également le recours préalable à une imagerie radiologique pour visualiser la vascularisation anatomique des tissus devant être prélevés et un branchement des vaisseaux sous microscope.

La patiente est transférée au réveil en unité de soins continus eu égard au risque de complication vasculaire imposant une reprise en urgence.

Initialement, comme nous l'avons vu plus avant, les prélèvements destinés à reconstruire le sein emportent la peau, la graisse et la totalité du muscle. C'est donc en 1988 que la microchirurgie fait son entrée dans le monde de la reconstruction mammaire avec le prélèvement d'une portion limitée de muscle avec ses vaisseaux nourriciers. Il s'agit alors d'un prélèvement comportant peau, graisse et une partie de muscle avec ses vaisseaux nourriciers qui sont transférés au niveau du thorax, et branchés sur les vaisseaux du thorax. Puis, la technique opératoire se modifie et réduit de plus en

plus l'importance du prélèvement du muscle, prélèvement qui se veut plus conservateur, plus économe de muscle.
Progressivement, nous aboutissons donc à un prélèvement épargnant la totalité du muscle et comportant uniquement peau graisse, et vaisseaux nourriciers. C'est l'avènement des lambeaux perforants comportant un segment de peau, une couche de graisse et les vaisseaux disséqués jusqu'au vaisseau d'origine en préservant la totalité du muscle, et les nerfs.
La microchirurgie permet d'utiliser divers sites donneurs de peau et de graisse pour reconstruire un sein, le ventre, mais également la fesse, et la face interne de cuisse. Toutefois, comme tout procédé chirurgical, ce choix n'est pas à proposer à toutes les patientes et son indication doit être pesée. Car, si cette avancée permet de reconstruire un sein exclusivement par les tissus de la patiente en étant de plus en plus « respectueux » des zones donneuses, elle n'apporte pas de bénéfice sur le résultat esthétique du sein reconstruit et peut être grevée de complications précoces, et sévères. La plus importante est l'échec de la reconstruction lorsque les vaisseaux qui nourrissent le nouveau sein sont bouchés.

Microchirurgie et prélèvement au niveau de l'abdomen
Le TRAM libre. C'est donc en 1988 que la microchirurgie fait son entrée dans le monde de la reconstruction mammaire avec le prélèvement au niveau du ventre d'une portion limitée du muscle grand droit avec ses vaisseaux nourriciers dits épigastriques inférieurs profonds. Il s'agit alors d'un prélèvement comportant peau, graisse, une partie de muscle avec ses vaisseaux nourriciers qui sont transférés du ventre au niveau du thorax en branchant les vaisseaux nourriciers du muscle au niveau du thorax. On parle de TRAM libre, car détaché de son site d'origine (dessin n° 8).
« MUSCLE SPARING FREE TRAM ». Le prélèvement réduit de plus en plus l'importance du prélèvement du muscle grand droit comme montré sur le dessin n° 9.
Le prélèvement épargne la totalité du muscle (dessin n° 10). Il s'agit d'un lambeau perforant prélevé aux dépens de l'abdomen sur les vaisseaux épigastriques inférieurs profonds. Ce lambeau est nommé DIEP (Deep Inferior Epigastric Perforator).
Il est décrit en 1994 par le Dr Allen. La peau et la graisse de l'abdomen situées sous l'ombilic sont prélevées par une incision

située au-dessus des poils pubiens qui se poursuit au-dessus de l'ombilic. Le lambeau est vascularisé par les artères perforantes musculo-cutanées issues de l'artère épigastrique inférieure profonde.

Microchirurgie et prélèvement au niveau de la fesse

Les prélèvements au niveau de la fesse sont effectués à sa partie haute ou à sa partie basse en fonction de la localisation des principaux axes vasculaires. Ils peuvent être constitués comme les techniques précédentes de peau, de graisse et du muscle grand fessier, ou épargner la totalité du muscle constituant d'autres lambeaux perforants.

. Le lambeau fessier libre.

Il s'agit d'un lambeau emportant peau, graisse et muscle de la partie inférieure de la fesse avec ses vaisseaux nourriciers que sont l'artère et la veine glutéales inférieures. Ce prélèvement est transféré de la fesse au niveau du thorax en branchant les vaisseaux nourriciers du muscle au niveau du thorax (dessin n° 11).

. Les lambeaux perforants de fesse.

C'est en 1993 que le Dr Allen décrit le premier transfert d'une partie de la fesse pour reconstruire un sein. Le lambeau SGAP (Superior Gluteal Artery Perforator) consiste, comme schématisé sur le dessin n° 12, à prélever les tissus de la partie supérieure de la fesse (peau, graisse et vaisseaux sanguins) pour recréer le galbe mammaire. Cette technique laisse une cicatrice à la partie haute de la fesse qui peut être masquée par les sous-vêtements.

Le lambeau IGAP (Inferior Gluteal Artery Perforator) utilise l'artère inférieure de la fesse et prélève les tissus de la partie inférieure de la fesse (peau, graisse et vaisseaux sanguins) pour reconstruire le galbe mammaire. Cette technique laisse une cicatrice cachée dans le pli fessier inférieur.

Microchirurgie et prélèvement au niveau de la cuisse

Les transplants peuvent être constitués, comme les techniques précédentes, de peau, de graisse et du muscle de la partie interne de la cuisse qui est le muscle gracilis, ou épargner la totalité du muscle constituant des lambeaux perforants.

. Le lambeau libre de Gracilis.

Décrite en 2004, cette intervention prélève un lambeau composé du muscle gracilis, de peau et de graisse prélevée en fuseau transversal à la racine de la cuisse (dessin n° 13). Le pédicule nourricier est le pédicule principal du muscle gracilis qui est anastomosé aux vaisseaux mammaires internes. Cette technique permet la reconstruction d'un faible volume de sein et nécessite le recours ultérieurement à de nouvelles interventions d'injection de graisse.

. Le lambeau perforant de cuisse

En 2012, le Dr Allen décrit le premier transfert de la face interne de cuisse pour reconstruire un sein. Le lambeau PAP (Profunda Artery Perforator) utilise, comme schématisé sur le dessin n° 14, les tissus de la racine de la cuisse à sa face postérieure et interne (peau, graisse et vaisseaux sanguins), ou « banane sous fessière » pour reconstruire le sein. Le lambeau est vascularisé par les artères perforantes musculo-cutanées issues de l'artère fémorale profonde. Cette technique permet la reconstruction d'une faible surface cutanée et d'un faible volume mammaire. Elle nécessite obligatoirement le recours à des séances complémentaires d'injection de graisse. La cicatrice de cette technique de prélèvement est le plus souvent dissimulée dans le pli sous-fessier et à la face interne de la cuisse, comme c'est le cas lors d'un lifting esthétique des cuisses.

Nous voyons donc que nous avons à notre disposition une multitude de techniques chirurgicales pour reconstruire le sein d'une femme. Mais, au-delà de la technicité, c'est avant tout le talent du chirurgien, sa dextérité et sa compassion qui sont le ciment d'une reconstruction réussie, et belle. Pour clôturer ce message d'espoir donné à toutes les femmes, voici un résultat de reconstruction mammaire (par lambeau de grand dorsal et prothèse) avec respectivement sur la photographie de gauche le sein porteur de cancer, et sur la photographie de droite, le sein guéri et reconstruit (photographie 15).

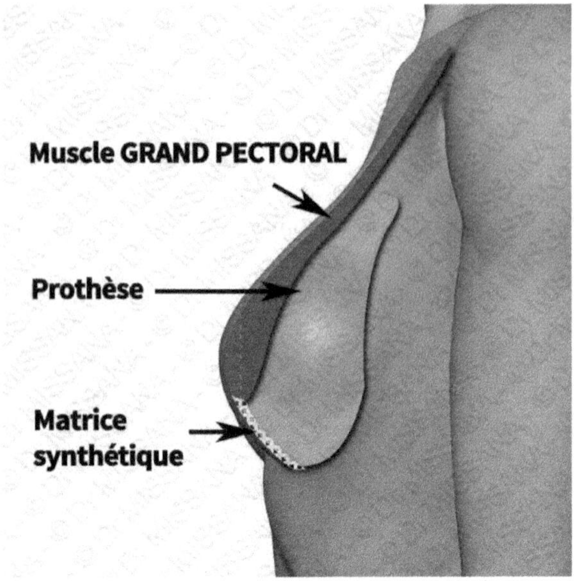

Fig. 1 : Positionnement de la prothèse (© M.-C. Missana).

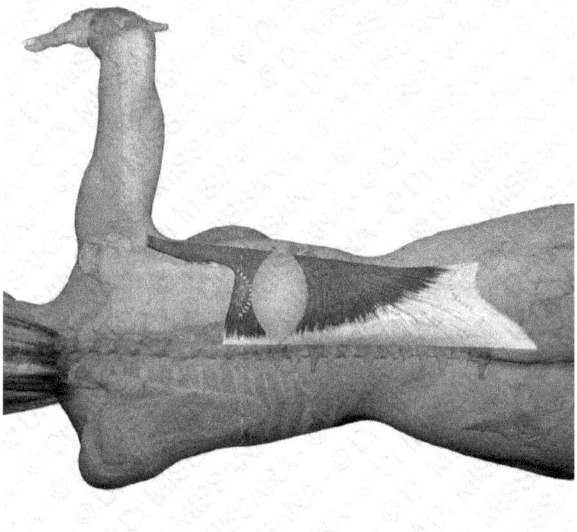

Fig. 2 : Transfert du muscle grand dorsal (© M.-C. Missana).

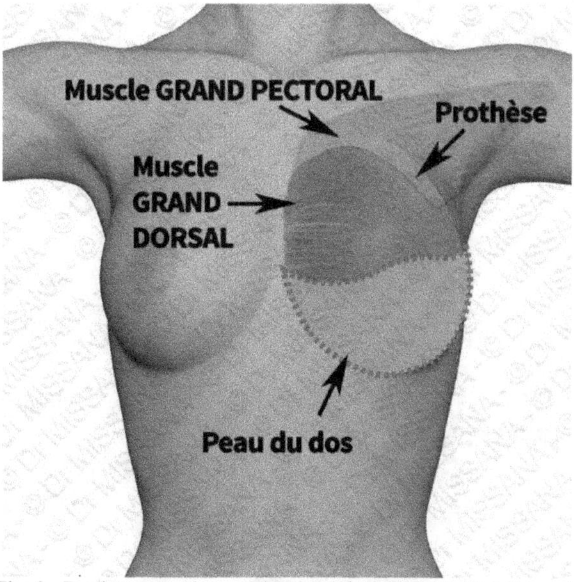

Fig. 3 : Prothèse sous le muscle grand dorsal (© M.-C. Missana).

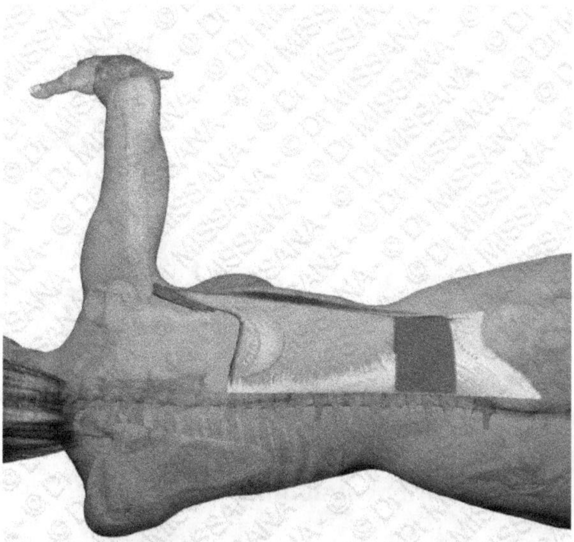

Fig. 4 : Prélèvement de graisse au niveau du dos (© M.-C. Missana).

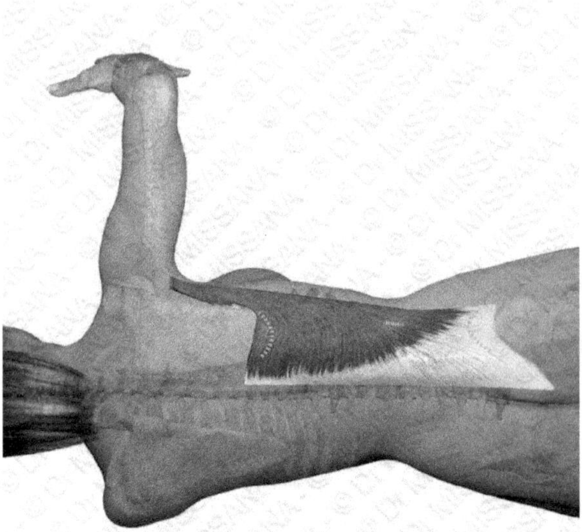

Fig. 5 : Prélèvement cœlioscopique du muscle dorsal (© M.-C. Missana).

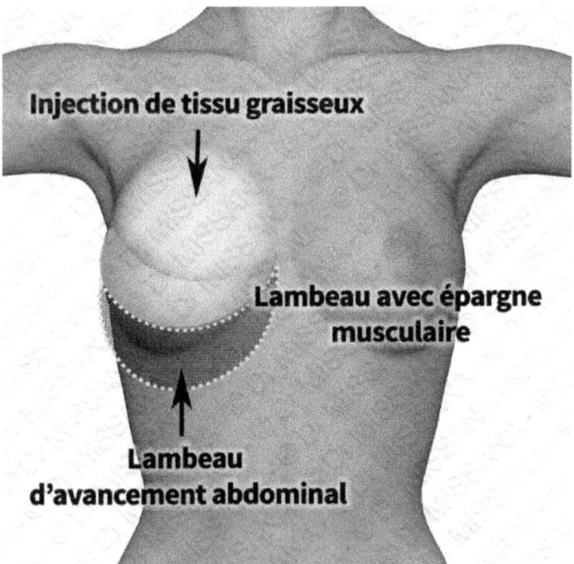

Fig. 6 : Injection de tissu graisseux pour reconstruire le sein (© M.-C. Missana).

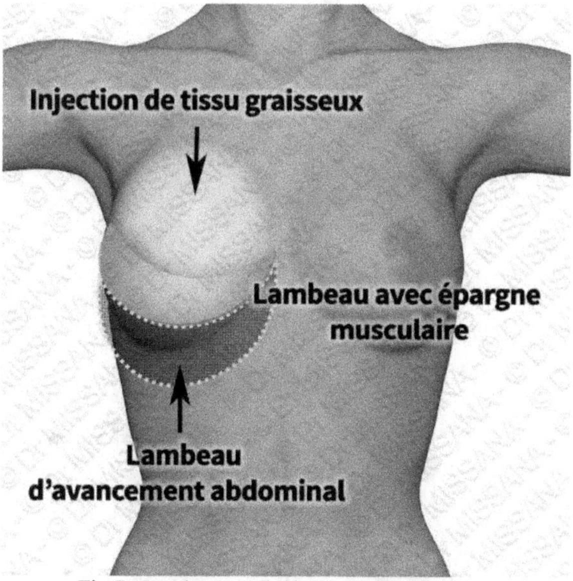

Fig.7 : Lambeau pédiculé (© M.-C. Missana).

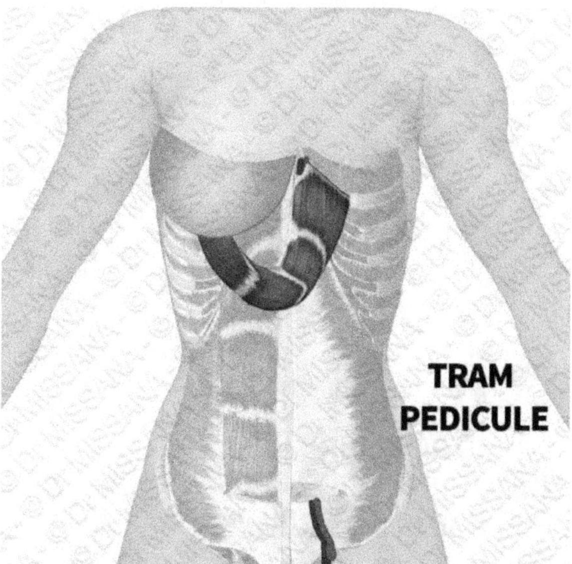

Fig. 8 : TRAM pédiculé (© M.-C. Missana).

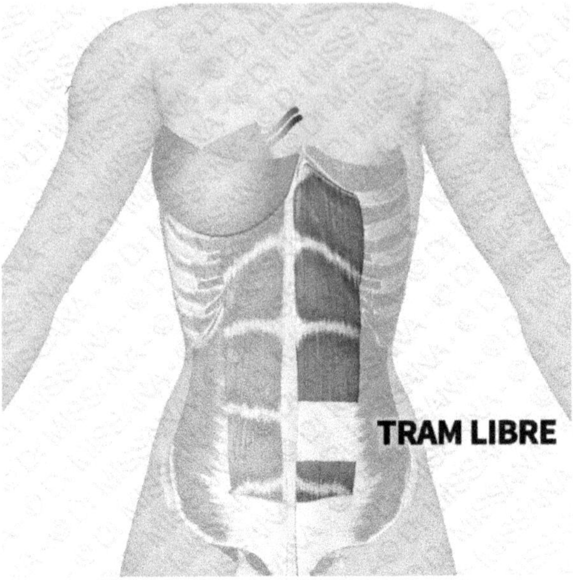

Fig. 8bis : Tram libre (© M.-C. Missana).

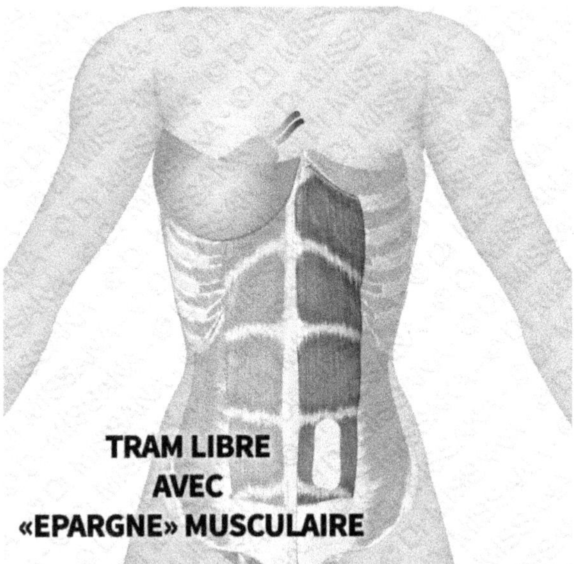

Fig. 9 : Tram libre. Réduction du prélèvement de muscle (© M.-C. Missana).

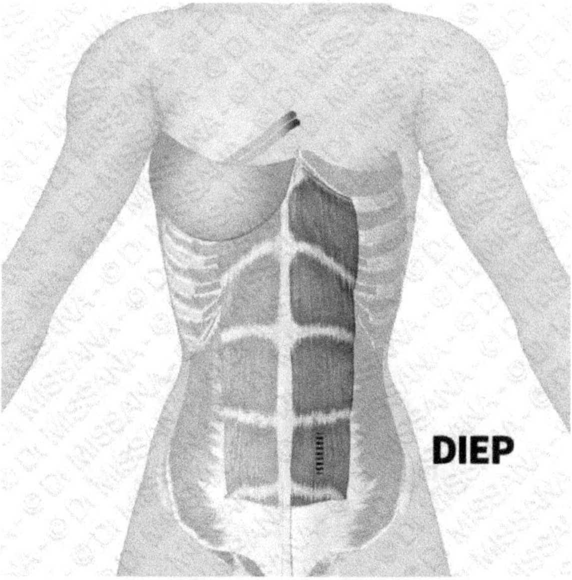

Fig. 10 : Le transplant DIEP. Aucun prélèvement musculaire (© M.-C. Missana).

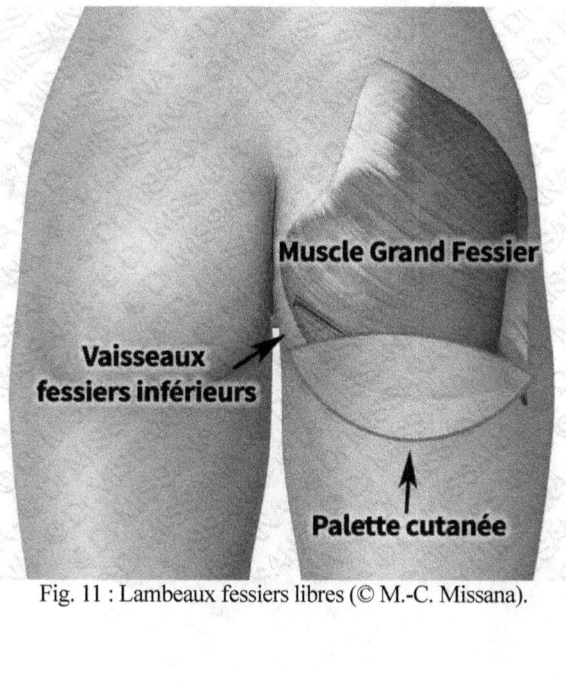

Fig. 11 : Lambeaux fessiers libres (© M.-C. Missana).

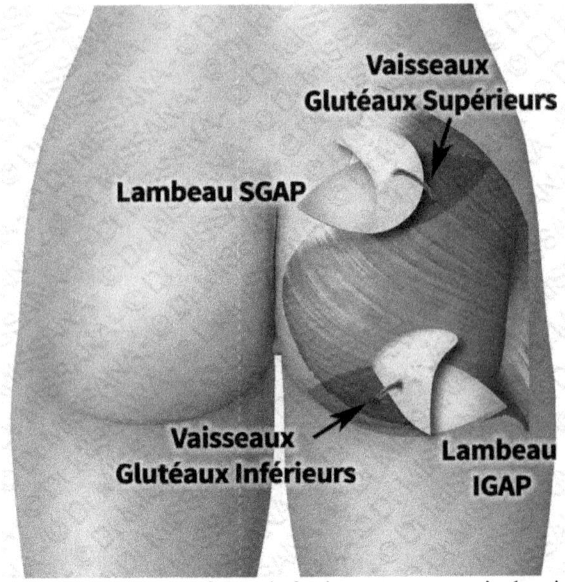

Fig. 12 : Lambeau perforant de fessier pour reconstruire le sein (© M.-C. Missana).

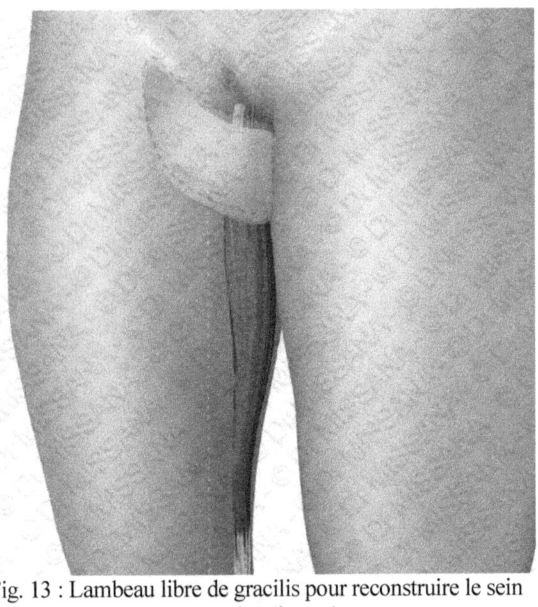

Fig. 13 : Lambeau libre de gracilis pour reconstruire le sein (© M.-C. Missana).

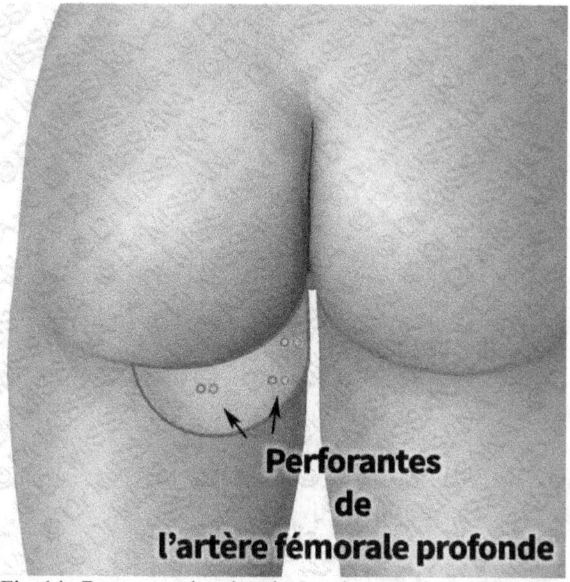

Fig. 14 : Reconstruction du sein. Lambeau perforant de cuisse (© M.-C. Missana).

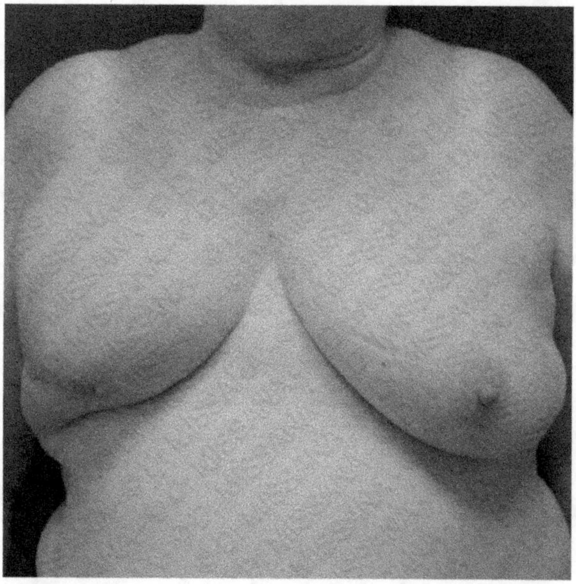

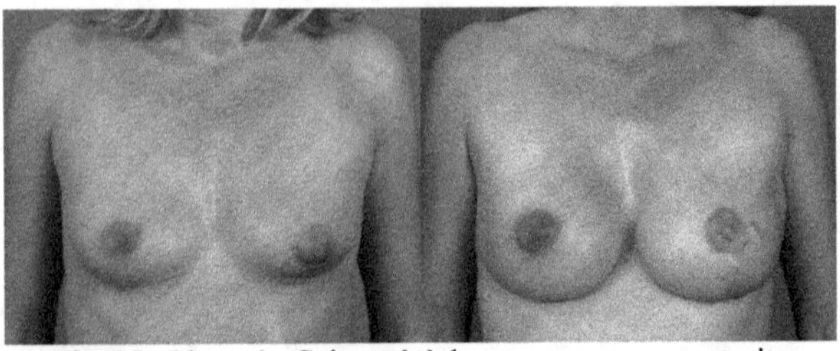

Fig. 15 : Photo 1 - Sein opéré de cancer, non reconstruit ;
Photo 2 - Cancers du sein avant et après reconstruction (© M.-C. Missana).

Références bibliographiques :

- Missana M.-C., Laurent I., Germain M. A., Lucas S. & Barreau L., « Long-term oncological results after 400 skin-sparing mastectomies. », in *J. Visc. Surg.*, 2013.
- Missana M.-C., Blot F. & Germain M. A., « Treatment of infected breast implant in reconstructive surgery. », in *Ann. Chir. Plast. Esthet.*, 2012.
- Missana M.-C., Laurent I., Barreau L. & Balleyguier C., « Injection of autologous fat in breast reconstructive surgery: Indications, Techniques, Results. », in *E. J. S. O.*, 2007.
- Missana M.-C. & Pomel C., « Endoscopic latissimus dorsi flap harvesting. », in *Am. J. Surg.*, 2007.

Cancers du sein. Entre histoire et célébrités

par Dr Xavier Riaud

. Anne d'Autriche s'est mariée à Louis XIII le 25 octobre 1615 et est devenue ainsi reine de France. Elle a eu deux enfants : Louis (le futur Louis XIV) et Philippe, duc d'Orléans. Elle a souffert de ce qui a été probablement un cancer du sein. Elle aurait subi une mastectomie sans anesthésie. En 1664, après avoir finalement consulté des médecins au sujet d'une grosseur qu'elle a découverte dans son sein l'année précédente, Anne d'Autriche a remarqué *« qu'ayant vu des cancers chez les religieuses du Val-de-Grâce, qui étaient mortes toutes pourries, elle avait toujours eu horreur de ce mal si terrible à son imagination »* (Géraldine, 2023).

. C'est à travers une lettre que le récit graphique de Fanny Burney (1752-1840), romancière britannique, sur sa mastectomie sans anesthésie a été écrit en 1811. L'écrivaine rapporte à sa sœur comment elle *« a commencé à pousser un cri qui a duré sans interruption pendant toute la durée de l'incision – et je suis presque étonnée qu'il ne résonne pas dans mes oreilles, toujours ! L'agonie était si atroce. »* La lettre a permis de mettre en lumière la condition des femmes atteintes de cancer à cette époque. *« Le mal était si profond, le cas si délicat, et les précautions nécessaires pour empêcher un retour si nombreuses, que l'opération, y compris le traitement et le pansement, dura 20 minutes ! Un moment, pour des souffrances si aiguës, qui était à peine supportable – cependant, je l'ai supporté avec tout le courage que je pouvais exercer, et je n'ai jamais bougé, ni arrêté, ni résisté, ni proféré de remontrances, ni parlé ». « Deux fois, je crois, je me suis évanouie ; au moins, j'ai deux gouffres dans ma mémoire de cette transaction, qui m'empêchent de relier ce qui s'est passé* (Géraldine, 2023). *»*

. La liste des femmes célèbres atteintes de ce mal est considérable. Il est impossible de les citer toutes. Néanmoins, on peut mentionner la chanteuse australienne Kylie Minogue, l'actrice américaine Jane Fonda, l'actrice française Brigitte Bardot, la joueuse de tennis américaine Martina Navratilova, Carla Bruni, l'ancienne mannequin et première dame française, la chanteuse française

France Gall ou encore l'actrice américaine Olivia Newton-John (https://mesmomentsprecieux.fr, 2024).
La majeure partie d'entre elles milite activement pour un dépistage fréquent. Des fondations ont été créées par ces mêmes femmes pour favoriser la recherche, l'accès aux soins et les innovations chirurgicales. Mais, une d'entre elles a bousculé tous les codes en faisant part de son expérience personnelle dans les médias, car c'est pour prévenir la maladie qu'elle a subi une double mastectomie.
Il s'agit d'Angelina Jolie, l'actrice américaine (https://mesmoments precieux.fr, 2024).
Elle a subi une double mastectomie préventive le 16 février 2013, alors que la maladie ne lui a pas été diagnostiquée, suivie d'une reconstruction mammaire le 27 avril. Elle a été opérée par la Dr Kristi Funk du Pink Lotus Breast Center à Beverly Hills, USA[10].
Elle a opté, pour la reconstruction mammaire, pour la technique appelée *nipple delay* qui vise à préserver la peau, et donc le sein, lors de l'ablation de la glande mammaire (https://www.vidal.fr, 2013).
Cette maladie a de fait emporté sa mère (cancer du sein et des ovaires), sa grand-mère (cancer du sein et des ovaires) et sa tante. Angelina Jolie a décidé de passer un test génétique qui a révélé qu'elle était porteuse d'une mutation génétique sur le gène BRCA1[11]. Ce gène est un gène suppresseur de tumeur (https://mes momentsprecieux.fr, 2024). De ce fait, une mutation sur ce gène augmente considérablement le risque de développer un cancer du sein ou des ovaires. Concernant l'actrice, ce risque était de 87 % pour un cancer du sein et de 54 % pour un cancer des ovaires. Avec la mastectomie, il est descendu à environ 5 % (https://www.vidal.fr, 2013).
En médiatisant sa décision, Angelina Jolie a brisé de vieux tabous et a fait réfléchir l'opinion publique sur l'importance de prendre en compte ses antécédents familiaux.
Grâce à « l'effet Angelina Jolie », de nombreuses femmes ont décidé de passer des tests de dépistage du cancer du sein ou de parler

---

[10] Le compte rendu médical de la Dr Kristi Funk est entièrement consultable sur Internet. Au détriment du secret médical de rigueur, il a été mis en ligne afin de privilégier l'information et d'inciter les femmes à consulter, et à se faire dépister (https://www.vidal.fr, 2013).
[11] La découverte des mutations sur les gènes BRCA1 et BRCA2 a été faite en 1995 (CBCN Team, 2018).

avec leurs proches de leurs antécédents familiaux. Même si la décision a été délicate à prendre, Angelina Jolie encourage les femmes à se faire dépister et à s'informer sur la maladie, et les options possibles.
Il est également important de souligner que, pour elle, l'ablation de ses seins n'est pas synonyme de perte de sa féminité : *« Je ne me sens pas moins femme. Avec cette décision, qui ne diminue en rien ma féminité, j'ai le sentiment d'avoir pris la situation en main ».*
Dans une tribune intitulée « Mon choix médical », publiée par le *New York Times* en 2013, elle a propulsé la question du dépistage sur le devant de la scène publique et y a sensibilisé beaucoup de femmes (https://mesmomentsprecieux.fr, 2024).
En 2015, aux mêmes fins de prévention, elle se fait également enlever ses ovaires et ses trompes de Fallope (https://www.ladepeche.fr, 2015).

Références bibliographiques :
CBCN Team, « Histoire de la lutte contre le cancer du sein », in https://www.cbcn.ca, 2018.
Géraldine John, « Octobre rose : 12 personnalités qui ont lutté ou qui luttent encore contre un cancer du sein », in *https://www.nordlittoral.fr*, 2023.
https://www.ladepeche.fr, *« Angelina Jolie subit une ablation des ovaires deux ans après une double mastectomie »*, 24/03/2015.
https://mesmomentsprecieux.fr, *Le combat de femmes célèbres contre le cancer du sein*, 2024.
https://www.vidal.fr, « Mastectomie préventive d'Angelina Jolie : les détails du protocole opératoire », 16/05/2013.

Reconstruction du membre supérieur par transplant vascularisé de péroné après exérèse de sarcome osseux

- La reconstruction par transplant de péroné vascularisé après résection en bloc pour lésions tumorales ou malformations congénitales du membre supérieur chez l'enfant.

La possibilité de guérison est le progrès le plus remarquable dans le traitement des sarcomes des os longs chez l'enfant. Ni l'abstention ni l'amputation ne sont tolérables. La chirurgie de sauvetage des membres des enfants est la technique actuelle idéale pour le traitement des tumeurs des membres. La reconstruction par un procédé biologique est supérieure aux prothèses et aux allogreffes. Le transplant vascularisé de péroné après avoir été utilisé avec succès pour les membres inférieurs est maintenant l'option chirurgicale de choix pour reconstruire les pertes de substance du membre supérieur chez l'enfant.

De 1994 à 1999, les enfants ayant des lésions tumorales du membre supérieur ont été traités avec un transplant vascularisé de péroné dont un enfant ayant eu une résection de sarcome avec reconstruction immédiate par prothèse, puis par un transplant de péroné dix ans plus tard. Notre série comportait une majorité de garçons et moins de filles. L'âge moyen était de 10 ans (entre six et seize ans). Les enfants présentaient en majorité un sarcome ou un enchondrome agressif. Le siège de la reconstruction était en majorité l'humérus, puis le radius. La longueur de la perte de substance osseuse était comprise entre 8 et 19 cm (moyenne 14,4 cm). La tête du péroné avec sa surface articulaire et l'épiphyse de croissance a été utilisée chez quelques enfants.

Une fillette âgée de quatre ans et demi présentant une pseudarthrose congénitale des 2 os de l'avant-bras a bénéficié d'une résection suivie de reconstruction par transplant de péroné en forme de U. Un enfant est décédé de métastases pulmonaires et cérébrales deux ans après la reconstruction. Aucune récidive locale n'a été observée.

Les complications sont nombreuses, mais habituellement bénignes : fracture de transplant de péroné qui consolide par simple immobilisation, car l'os est vascularisé. Il convient d'inclure la nécessité

d'apport d'os additionnel en cas : de retard de consolidation avec obligation de réintervention, pseudarthrose réopérée, valgus de cheville réopéré, nécrose de la tête du péroné, main bote réopérée. Tous les enfants ont consolidé les foyers osseux. Le délai moyen nécessaire pour obtenir une consolidation osseuse était de 5 mois. Les résultats fonctionnels des enfants ont été évalués selon la classification de Enneking.
Les résultats ont été compris entre 21 et 30 points. Le transplant de péroné vascularisé est indiqué chez les enfants ayant une longue perte de substance osseuse supérieure à 8 cm au niveau de l'humérus, du radius et du cubitus. En dessous de 8 cm, les autogreffes osseuses non vascularisées sont une alternative acceptable.
La reconstruction du péroné prélevé est nécessaire si l'enfant n'a pas terminé sa croissance pour éviter le valgus de la cheville. Voici la solution habituelle : une broche de Kirchner est placée en va-et-vient entre les deux extrémités de péroné en place. La perte de substance de péroné est comblée par une baguette de tibia non vascularisée de longueur équivalente. La surveillance postopératoire des transplants de péroné demeure difficile.
Plusieurs procédés existent : échographie, doppler à trois niveaux de la jambe, angiographie numérisée, microdoppler au contact des microanastomoses, scintigraphie osseuse, palette cutanée de surveillance, radiographie du membre opéré. L'apparition de cals osseux aux deux extrémités permet l'appui partiel. L'épaississement secondaire du transplant permet l'appui total.
Les complications les plus fréquentes sont la fracture du transplant de péroné : elles ont toutes consolidé après traitement orthopédique, car l'os est vascularisé. La technique conserve le membre opéré et la fonction. La fixation du péroné vascularisé à ses deux extrémités et l'association de greffons osseux spongieux d'emblée fournissent le taux de consolidation le plus rapide. La période d'euphorie des prothèses, des arthroplasties, des allogreffes n'a pas répondu aux espoirs.
Jean Dubousset démontre que les allogreffes intercalaires ne sont jamais réhabilitées. Les suites immédiates des allogreffes sont souvent simples, les complications secondaires et tardives sont très nombreuses : fractures, pseudarthroses, infection. Les résultats fonctionnels élaborés par Enneking donnent des valeurs numériques élevées : entre 21 et 30. Le coût de cette technique est peu élevé par

rapport aux autres techniques. Car le corps répare le corps. Surtout, le résultat est définitif, contrairement aux prothèses qu'il faut changer, car elles se brisent, et en raison de la croissance des enfants. La possibilité d'utiliser l'épiphyse supérieure du péroné avec une surface articulaire et le cartilage de croissance permet d'obtenir une croissance du membre, une articulation. Cela la rend particulièrement adaptée à la reconstruction des os longs des membres. Il faut souligner l'importance du talent, de la dextérité, la compassion du chirurgien.

Références bibliographiques :

- Dubousset J. & Missenard G., « Allogreffes osseuses et résection pour tumeurs malignes au niveau des membres inférieurs. », in *Acta Orthop. Belg.*, 1991 : 57.
- Germain M. A, Dubousset J., Mascard E. & Kalifa C., « Reconstruction des os longs des membres chez l'enfant par transplant libre vascularisé du péroné après résection pour sarcome. », in *Bull. Acad. Nat. Med.*, 1996 : 180.

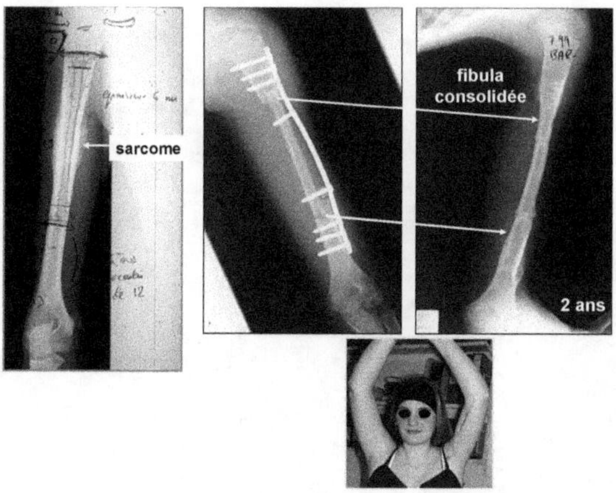

Sarcome de l'humérus. Résection et reconstruction par transplant vascularisé de péroné. Consolidation à deux ans (© M. A. Germain).

Reconstruction du membre inférieur par transplant osseux vascularisé de péroné après exérèse de sarcome

L'idée d'utiliser le péroné autologue sans revascularisation microchirurgicale date de 1905. Elle a été utilisée par Huntington pour reconstruire le tibia. L'évolution des stratégies thérapeutiques permet la guérison chez l'enfant, après exérèse de sarcome des os longs. Le greffon osseux idéal est un os vivant, vascularisé, autologue, qui reste organisé, ne se résorbe pas et donne une hypertrophie qui augmente sa solidité. Le transplant d'os vascularisé répond à ces objectifs. Jean Dubousset souligne que les allogreffes intercalaires ne sont jamais réhabilitées. Les premiers cas de transplant de péroné vascularisé ont été réalisés par Ueba en 1973, puis par Taylor en 1975. La particularité de ces opérations comporte la résection de sarcomes des os longs reconstruits par transplant de péroné vascularisé. Les techniques traditionnelles de reconstruction sont insuffisantes. La reconstruction par transplant libre de péroné vascularisé permet d'obtenir un résultat définitif. Notre expérience personnelle permet d'apporter des précisions. Tous ces enfants présentant un sarcome étendu des os longs ont été opérés : résection et reconstruction par un transplant libre de péroné vascularisé. La lésion était en majorité un ostéosarcome (75 %) et, dans 25 % des cas, un sarcome d'Ewing. Il s'agit essentiellement des membres inférieurs (fémurs et tibias) et d'un membre supérieur (humérus).
L'âge moyen est de 9,5 ans. Le recul moyen est de 3 ans (entre 10 ans et 1 an). La perte de substance osseuse moyenne est de 20 cm (entre 32 et 11 cm). Il existe une prédominance de garçons.
Deux priorités demeurent : immobiliser strictement le membre et ostéosynthéser solidement le transplant de péroné. La reconstruction du péroné prélevé est nécessaire si l'enfant n'a pas terminé sa croissance, à l'aide d'une broche de Kirschner avec une baguette de tibia non vascularisée. Une chimiothérapie pré et postopératoire, indispensable, est réalisée. La biopsie systématique guide la chimiothérapie. Les protocoles dépendent du type de sarcome et de l'évolution à l'IRM. Les enfants présentant un ostéosarcome reçoivent une chimiothérapie comportant du Méthotrexate et une autre molécule.

Les enfants ayant un sarcome d'Ewing reçoivent du Cyclophosphamide et de l'Adriamycine pendant 4 mois. La place de la radiothérapie est précise : le sarcome d'Ewing est radiosensible, mais l'ostéosarcome ne l'est pas.
Notre contribution utilisant le transplant vascularisé de péroné ne modifie pas le cours des tumeurs osseuses. Les deux critères de succès du transplant de péroné sont l'épaississement du transplant de péroné et la présence de cal osseux, à chaque extrémité. Ces derniers autorisent l'appui partiel avec cannes.
L'hypertrophie du transplant avec un épaississement de celui-ci permet l'appui total. Les microanastomoses vasculaires doivent être parfaites. Les complications les plus fréquemment observées ont été les fractures du transplant de péroné qui consolident après immobilisation. Les cals vicieux, rarement la raideur articulaire, le retard de consolidation s'observent rapidement.
Ces dernières complications sont opérées avec un traitement chirurgical classique. Le taux de consolidation est total avec un seul échec (pseudarthrose du fémur). Un décès est survenu par métastases pulmonaires et un enfant a été désarticulé malgré un traitement adjuvant complet.
En raison des pertes de substance osseuses importantes, la comparaison aux techniques classiques donne un avantage net à l'utilisation d'un transplant de péroné vascularisé. Il s'agit d'os vivant qui permet une consolidation rapide avec une courte durée d'hospitalisation, une reprise d'appui précoce. Tous les enfants ont repris leurs études à l'école.
La possibilité d'utiliser le péroné avec l'épiphyse supérieure comportant une facette articulaire et l'épiphyse de croissance le rend particulièrement adapté à la reconstruction des os longs avec une articulation chez l'enfant, et en assurant la croissance du membre. L'évaluation fonctionnelle des transplants a été réalisée selon un protocole testé en 1989 par la Musculo Skeletal Tumor Society. Ce système donne une valeur numérique de 0 à 5 pour chacune des six catégories : douleur, fonction, acceptation émotionnelle, déplacement de la main, adresse manuelle, force motrice. L'intérêt de ce système est de faciliter les études comparatives des reconstructions tumorales osseuses. Le péroné vascularisé est le matériau de choix : il s'agit d'os vivant dont la consolidation est rapide et certaine. Le résultat est définitif, avec amélioration de la qualité de survie des enfants.

Références bibliographiques :

- Dubousset J. & Missenard G., « Allogreffes osseuses et résection pour tumeurs malignes au niveau des membres inférieurs. », in *Acta Orthop. Belg.*, 1991 ; 57 : 90-97.
- Germain M. A., Dubousset J., Mascard E. & al., « Reconstruction des os longs des membres chez l'enfant par transplant libre vascularisé du péroné après résection pour sarcome. », in *Bull. Acad. Nat. Med.*, 1996 ; 5 : 1125-1145.
- Gilbert A., « Free vascularized bone grafts. », in *Int. Surg.*, 1981 ; 66 : 27-31.
- Taylor G. I., « The current status of free vascularized bone grafts. », in *Clin. Plast. Surg.*, 1983.
- Ueba Y. & Fujikawa S., « Nine years follow-up of a vascularized fibular graft in neurofibromatosis. A case report and literature review. », in *Traum. Surg.*, 1983 ; 26.

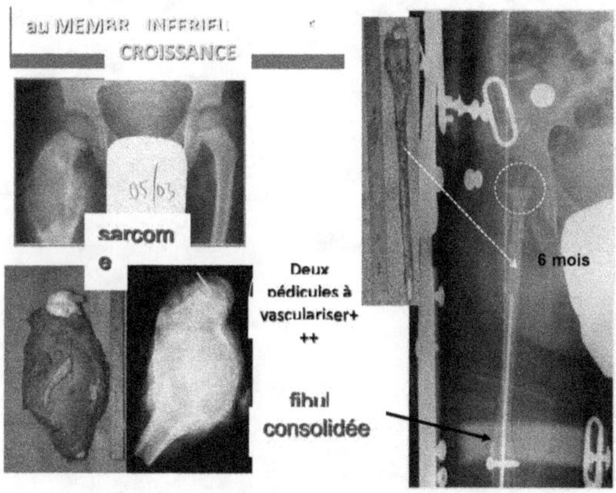

Sarcome de la tête du fémur. Ablation et reconstruction par transplant vascularisé de péroné avec son épiphyse supérieure comportant cartilage de croissance et surface articulaire (© M. A. Germain).

Sauvetage des membres atteints de sarcome localement évolué des tissus mous. La triade innovante : perfusion de membre isolé sous CEC, TNF alpha, et transplant microchirurgical

Reconstruction de membre : exérèse de sarcome après perfusion de TNF alpha et Melphalan. Transplant de tissu mou (muscles pour reconstruire l'extrémité de la jambe et de la cuisse).

Cette étude rétrospective montre les trois progrès récents dans le traitement des sarcomes des tissus mous des membres : la perfusion de membre isolé avec circulation extracorporelle (CEC), l'apport du TNF alpha (facteur de nécrose tissulaire) associé au melphalan, et les transplants microchirurgicaux de couverture après exérèse. En 2023, on n'a rien trouvé de mieux comme association. Ces patients ont nécessité une perfusion de membre isolé pour traiter des sarcomes évolués des tissus mous.

L'âge moyen est de 45 ans. Le sarcome siège majoritairement aux membres inférieurs avec une taille moyenne de 15 à 12 cm. Certains sont multifocaux ou récidivés. Une chimiothérapie néoadjuvante a été injectée à la moitié des patients. L'exérèse tumorale a nécessité un geste opératoire complémentaire (pontage vasculaire ou réparation nerveuse). La couverture du site a été réalisée par un transplant libre de latissimus dorsi ou de grand droit de l'abdomen, ou un transplant libre antébrachial. Une radiothérapie postopératoire a été effectuée dans la majorité des cas. Trois apports majeurs ont été récemment apportés : la perfusion de membres isolés sous CEC avec le TNF alpha (facteur de nécrose tissulaire) et le melphalan, l'exérèse du tissu tumoral deux mois plus tard et la couverture du site opératoire par transplant libre vascularisé. L'exérèse du sarcome est indispensable, car les études américaines ont bien montré qu'en l'absence d'exérèse, la récidive est constante. Aucun décès peropératoire n'est survenu. La durée opératoire moyenne a été de sept heures : en effet, l'exérèse est réalisée d'abord, suivie de la reconstruction, avec le temps microchirurgical.

Deux transplants ont nécrosé et ont nécessité un second transplant avec succès. L'exérèse est classée en trois stades : R0 est une

exérèse avec une marge de tissu sain ; R1 est une exérèse avec un résidu microscopique au contact de la berge d'exérèse ; R2 est une exérèse avec un résidu macroscopique de tumeur sur la berge d'exérèse. Avec un recul de cinq ans, aucun patient R0 n'a eu de récidive locale et le taux de survie globale est de 70 %.
Les métastases pulmonaires sont survenues dans 10 % des cas. Leur exérèse est la règle. Elles ont été suivies dans 5 % des cas de décès. La perfusion de membre sous CEC avec TNF alpha et melphalan puis l'exérèse du résidu tumoral deux mois plus tard et la couverture du site par transplant libre vascularisé ont permis de réaliser une exérèse plus large des sarcomes, d'éviter l'amputation du membre et de réaliser une irradiation postopératoire précoce chez un tiers des patients. Ces exérèses tissulaires ne sont pas dévastatrices. La fréquence des métastases ganglionnaires est de l'ordre de 5 %. Ces résultats sont permis grâce à la prise en charge multidisciplinaire avec des compétences extrêmement spécialisées : chirurgiens, chimiothérapeutes, radiothérapeutes. Elles améliorent le pronostic des sarcomes des tissus mous localement évolués.

Références bibliographiques :

- Germain M. A., Bonvalot S., Rimarex F. & Missana M.-C., « Sauvetage des membres atteints de sarcome localement évolué. La triade innovante : perfusion de membre isolé sous CEC, TNF alpha et transplant microchirurgical. », in *Bull. Acad. Nat. Méd.*, 2010 : 194.
- Germain M. A., *La microchirurgie dans le monde. Les débuts, l'évolution*, Glyphe (éd.), Paris, 2011.

Reconstructions digestive, abdominale et pelvienne, et périnéale après exentération pelvienne

par les Prs Jean-Jacques Tuech[12], Jean Pinson[13] et Francis Michot[14]

L'exentération pelvienne est une chirurgie radicale décrite pour la première fois pour le traitement du cancer du col de l'utérus localement avancé par Alexander Brunschwig à New York en 1948. Les indications ont très rapidement évolué pour le traitement des cancers du rectum localement avancés. Actuellement, le cancer rectal localement évolué et les récidives locorégionales des cancers du rectum sont parmi les indications les plus courantes. Le principe chirurgical fondamental de l'exentération pelvienne est l'ablation complète en bloc de tous les viscères ou structures envahis de façon contiguë par la tumeur avec une marge de résection saine (R0). Par conséquent, en fonction de la localisation de la tumeur, différents types d'exentération sont possibles, qui peuvent nécessiter une cystoprostatectomie, une résection du vagin et de l'utérus et parfois une sacrectomie. Les mêmes principes chirurgicaux peuvent être appliqués pour d'autres cancers évolués : utérus, vessie, sarcome. Une indication particulière est la gestion des complications de l'irradiation chez des patientes traitées pour cancers gynécologiques par irradiation externe, puis curiethérapie. Les hautes doses d'irradiation stérilisent le cancer, mais induisent, dans de rares cas, des fistules complexes entre la vessie, le vagin et le rectum. Les antécédents d'irradiation, avec ou sans complication de celle-ci, complexifient la prise en charge de ces patients, car l'irradiation induit un défaut de cicatrisation et augmente le risque de fistule anastomotique.
La description détaillée de l'anatomie et des plans de dissection dépasse le cadre de ce chapitre. Toutefois, quelques lignes nous semblent nécessaires afin de faciliter la compréhension du concept

---

[12] Professeur des Universités ; Service de chirurgie digestive – CHU de Rouen.
[13] Chef de clinique assistant ; Service de chirurgie digestive – CHU de Rouen.
[14] Professeur des Universités ; ancien chef du service de chirurgie digestive du CHU de Rouen ; membre de l'Académie nationale de médecine et de l'Académie nationale de chirurgie.

et les principes clés de la chirurgie d'exérèse. Anatomiquement, le pelvis peut être divisé en quatre compartiments : antérieur, central, postérieur et latéral. Chaque compartiment se chevauche au niveau de leur limite, mais l'axe de chaque compartiment est centré sur une structure différente. L'urètre, la pointe du coccyx, la troisième vertèbre sacrée et l'épine ischiatique forment, respectivement, l'axe des compartiments antérieur, central, postérieur et latéral. La limite de résection d'un compartiment implique la section des tissus au niveau de leur attache sur l'os ou l'exérèse en bloc de l'os concerné s'il est envahi. Tenter d'obtenir une marge de résection saine au sein d'un compartiment entraînera invariablement un taux très élevé de marges positives.

Les classifications ont évolué au fil du temps pour décrire les différents types de récidives et d'exentération, mais il n'y a pas à ce jour de terminologie universellement acceptée. La résection doit toujours être réalisée en monobloc, elle peut intéresser une zone plus ou moins large de l'organe victime (vessie, vagin), la totalité de l'organe victime (vésicules séminales) ou la totalité des organes pelviens réalisant une exentération, ou pelvectomie totale. La classification de Magrina, utilisée par de nombreux auteurs, sépare les exentérations pelviennes en quatre groupes (antérieure, postérieure, totale et étendue) et trois types déterminés selon la hauteur de la résection vis-à-vis du plan des releveurs de l'anus : type I (supra-lévatorienne), type II (infralévatorienne), type III (avec périnectomie). Chez la femme, la filière génitale est fréquemment envahie, mais elle protège la vessie. Les exentérations pelviennes totales pour cancer rectal sont de ce fait plus fréquentes chez l'homme. Ces différents types d'exentération conditionnent les modalités et les buts de toute reconstruction.

Quelle que soit la technique chirurgicale utilisée, la résection R0 est devenue le Graal de la chirurgie d'exentération, car la survie double quand la résection est R0 comparativement à une résection R1. Ces données nous poussent à accepter une augmentation du taux de complications afin d'atteindre cet objectif. Les indications des résections pelviennes radicales se multiplient à mesure que nous apprenons comment réséquer et réhabiliter au mieux ces patients, et restaurer la fonction (sinon l'anatomie) après l'ablation d'organes, de vaisseaux et de nerfs importants. La qualité de vie postopératoire des patients en exentération est souvent considérée comme

mauvaise, c'est une perception erronée contredite par les preuves. Des publications récentes montrent en effet que la qualité de vie redevient au niveau basal entre 2 et 9 mois après l'intervention. Cette notion est importante et doit être diffusée afin que tous les patients soient adressés tôt à des centres experts pour une évaluation et non considérés comme étant en situation palliative. Concernant la reconstruction qui nous intéresse ici, il est important de souligner que les possibles difficultés de reconstruction doivent être anticipées, mais ne doivent en aucun cas être un frein à une résection carcinologiquement satisfaisante.
Avant d'aborder l'aspect spécifique de la reconstruction, il semble important de souligner l'aspect psychologique dont la prise en charge adéquate permet de diminuer l'impact de la chirurgie, mais aussi de participer à la réinsertion dans la société des cancéreux guéris. L'information factuelle, loyale et l'adhésion du patient au projet thérapeutique sont capitales dans la décision de réaliser une telle intervention, mais aussi pour préparer la réhabilitation postopératoire. Les mutilations secondaires à la chirurgie pelvienne élargie sont importantes, modifiant le schéma corporel et touchant les fonctions digestives, urinaires et sexuelles. Les séquelles peuvent être responsables d'une dépression réactionnelle, d'un isolement familial ou social, d'une dépréciation de soi et d'une altération de la qualité de vie. Le consentement éclairé est plus qu'une formalité légale, mais un processus complexe dans lequel interagissent le, ou la, patient(e), le conjoint et le chirurgien. L'échange chirurgien-patient(e) devra aborder le diagnostic, la chirurgie, les raisons ayant conduit à ce choix thérapeutique, les alternatives et leurs conséquences, les bénéfices attendus et leurs probabilités, les risques, les séquelles. Les questions sur la sexualité doivent être abordées avec le couple, même si elles peuvent sembler futiles dans le contexte d'un cancer avancé. La plupart des patients (es) ont le sentiment en postopératoire que ce sujet n'a pas assez été abordé. La consultation avec un sexologue peut être utile afin de pouvoir établir un contact et chercher des solutions.

Reconstruction pelvienne et périnéale :
Cette chirurgie complexe nécessite une approche multidisciplinaire au sein des hôpitaux qui prennent en charge ce type de patients. Il est souhaitable de constituer une « équipe d'exentération » prenant

l'habitude de travailler ensemble avec les mêmes objectifs et la même philosophie. L'intégration des chirurgiens plasticiens dans cette équipe rend possible la prise en charge de ces tumeurs localement évoluées en permettant des résections plus larges tout en diminuant les complications et réduisant les séquelles avec un impact important sur la qualité de vie des patients. La reconstruction doit être planifiée en préopératoire en fonction de l'étendue prévisible des résections, en s'aidant de tout examen complémentaire nécessaire et en laissant le moins de place possible à l'improvisation, et à l'adaptation.

La chirurgie d'exérèse pelvienne élargie pose un quadruple problème : la vacuité de la cavité pelvienne, la fermeture de la perte de substance périnéale, la reconstruction des organes ou de la fonction des éléments qui ont été réséqués, la cicatrisation en terrain radique. La prise de conscience de l'importance de la reconstruction et du comblement est ancienne. Dans une série de 31 patients avec ACA après exentérations, Hatch et al. rapportent un taux de succès de 50 %, la moitié des patients ayant nécessité une nouvelle intervention pour fistule. Le comblement pelvien par une épiplooplastie a réduit le taux de fistule anastomotique à 15 % et la création d'un néo-vagin comblant le pelvis a réduit encore ce taux pour le rendre presque nul. La vacuité pelvienne que les anglophones appellent « *the empty pelvis syndrome* » induit la création d'un espace mort et déclive dans lequel des fluides peuvent s'accumuler, et constituer un excellent milieu pour les bactéries. Toute infection peut se drainer au travers d'une anastomose et provoquer sa déhiscence. Les parois du pelvis sont cruentées et une, ou plusieurs anses grêles peuvent s'incarcérer, ou adhérer fortement avec un risque d'occlusion, ou de fistule. Les principes de la reconstruction doivent répondre aux quatre problèmes : éviter la persistance d'espace mort par l'apport d'un tissu de comblement non irradié si cela est possible, fermer la périnectomie et les défects cutanéo-musculaires, et enfin reconstruire les organes. Cette reconstruction doit être immédiate et utiliser des techniques simples, et fiables afin de ne pas grever le taux de morbidité, déjà lourd, des exentérations.

Nous envisagerons successivement les reconstructions pour les 3 filières : filière urinaire, génitale, digestive.

Reconstruction urinaire :

Après exentération antérieure ou totale, une dérivation urinaire doit être confectionnée. L'urétérostomie cutanée bilatérale, hormis sa simplicité et sa rapidité d'exécution, a l'inconvénient d'imposer une double stomie avec des complications secondaires à type de sténose des méats cutanés, fréquentes ainsi qu'un risque accru d'infection chronique du haut appareil. Le plus souvent une urétérostomie transintestinale selon Bricker est confectionnée en utilisant soit la dernière anse grêle ou le sigmoïde, soit le jéjunum ou le côlon transverse. Ces deux derniers segments digestifs présentent l'avantage de se situer en dehors du champ d'irradiation pelvien et donc de prévenir les complications de ces dérivations. Il est possible, dans certains cas sélectionnés, de proposer une dérivation urinaire continente, en réalisant un réservoir à faible pression dans lequel les uretères sont réimplantés en confectionnant un système anti-reflux. La vidange de ce réservoir est assurée par autosondage. Ce réservoir peut être confectionné avec l'intestin grêle (poche de Kock), mais la morbidité de cette technique est importante, du fait de lésions iléales radiques fréquentes. Un procédé utilisant le côlon droit et la dernière anse grêle (poche d'Indiana modifiée ou de Miami) peut être utilisé avec une morbidité plus limitée. En effet, le segment digestif utilisé est plus à distance des champs d'irradiation et les résultats fonctionnels sont satisfaisants.

Les fuites urinaires au niveau d'un montage de type Bricker sont une source importante de morbidité entraînant une prise en charge prolongée en hospitalisation et en consultation, ainsi qu'une survie médiane plus courte. Ce taux de fistule se situe aux alentours de 16 % dans la littérature, particulièrement chez les patients irradiés. La fistule urinaire dans cette situation a la même évolution qu'une fistule digestive. Une étude récente a comparé 98 patients ayant eu une cystectomie seule à 133 malades ayant eu une cystectomie dans le cadre d'une exentération. Des complications urologiques post-opératoires sont survenues dans 33 % du groupe cystectomie seule et 59 % du groupe exentération ($p < 0{,}001$). Ces complications étaient plus fréquentes en cas de saignement de plus de 5000 ml et en cas d'antécédent de radiothérapie. Il ne faut pas perdre de vue qu'un conduit iléal impose la confection de trois anastomoses. Une publication récente a montré une réduction significative des complications lors de la réalisation d'une urétérostomie plutôt que d'un conduit iléal, mais avec une qualité de vie altérée. Une autre étude a montré que la qualité de vie était comparable entre l'urétérostomie cutanée à stomie unique et le Bricker. Si le rétablissement urinaire à l'aide d'un conduit digestif reste la référence, l'urétérostomie cutanée à stomie unique pourrait être une alternative chez les patients fragiles ou ayant reçu une haute dose d'irradiation, mais cette procédure mobilise plus largement l'uretère gauche pour permettre son transfert vers le côté droit, ce qui peut entraîner des lésions ischémiques de l'uretère distal.

Reconstruction vaginale :
La résection du vagin dans le cadre d'une exentération ou non peut induire une incidence élevée d'anxiété postopératoire, de dépression, de mauvaise image de soi et de dysfonctionnement sexuel, qui peut conduire à l'isolement social. Le but de la reconstruction vaginale est de rétablir le schéma corporel tout en permettant éventuellement la reprise de la vie sexuelle. L'arrêt de la vie sexuelle à l'annonce d'un cancer est d'autant plus fréquent que la patiente est âgée et de bas niveau socioéconomique. L'attirance sexuelle est fortement altérée par l'annonce du cancer ou de la récidive : 30 % des patientes ne peuvent se mettre nues face à leur partenaire, 26 % présentent un syndrome dépressif. Cette altération est majorée en présence de stomie et de cicatrices, ce qui est le cas après exentération. Chez les patientes jeunes, l'infertilité et la ménopause induites par les traitements majorent la perte de désir. Après reconstruction vaginale, la qualité de la sexualité sera d'autant meilleure si la patiente a moins de 40 ans, en cas d'exentération supra-lévatorienne et, bien sûr, si la patiente avait une activité sexuelle avant l'intervention. Quatre-vingt-quinze pour cent des patientes ayant eu une reconstruction vaginale ne regrettent pas cette reconstruction bien que seulement 47 % redeviennent sexuellement actives. La reconstruction vaginale pourra être réalisée par plusieurs techniques, mais avec comme objectif de reconstruire une cavité vaginale de taille et d'axe physiologiques. Un avantage de la reconstruction vaginale (il en est de même pour le rectum) est de permettre l'examen digital de la cavité pelvienne au cours de la surveillance.
L'épiploo-plastie-greffe est la technique la plus simple pour reconstruire le vagin et peut être utilisée quel que soit le niveau distal de la

section vaginale. L'épiploon est pédiculisé sur l'artère gastro-épiploïque droite ou gauche, et descendu dans le pelvis par le trajet le plus court via une gouttière pariéto-colique ou en transmésentérique. L'épiploon est tubulisé sur un conformateur qui sera fixé au vestibule vulvaire ou au vagin par des points séparés résorbables. L'extrémité supérieure du néo-vagin est fixée au promontoire afin d'éviter un éventuel prolapsus. Le conformateur est retiré au 7e jour. La patiente réalise des irrigations vaginales 3 fois par jour et porte un dilatateur 20 minutes, 3 fois par jour ainsi que la nuit jusqu'à reprise d'une activité sexuelle. Une greffe de peau mince est souvent associée afin d'accélérer la cicatrisation. Cette technique simple impose toutefois un calibrage répété avec un risque de 35 à 40 % de sténose. Après une exentération supra-lèvatorienne, ayant conservé le plancher pelvien et l'introitus, la reconstruction peut faire appel à des lambeaux musculo-cutanés ou à des segments de tube digestif (entérocolpoplastie).

Différents types de lambeaux musculo-cutanés sont utilisés en reconstruction vaginale : le lambeau de grand droit de l'abdomen à pédicule inférieur est le lambeau de référence ; le lambeau du droit interne avec un prélèvement bilatéral obligatoire pour permettre la reconstruction d'un vagin fonctionnel. En cas de reconstruction partielle, la levée d'un seul lambeau peut suffire.

La première description du lambeau musculo-cutané du grand droit de l'abdomen pédiculisé sur l'artère épigastrique inférieure a été faite par Taylor en 1983 et sa première utilisation pour une reconstruction vaginale après exentération a été faite par Tobin en 1987. La vascularisation du muscle grand droit est assurée par un système anastomotique entre le pédicule épigastrique supérieur et le pédicule épigastrique inférieur. Le territoire potentiel de vascularisation de l'artère épigastrique inférieure représente l'ensemble du muscle droit et en surface plus de la moitié du revêtement cutanéo-graisseux abdominal débordant la ligne médiane en dedans et la moitié inférieure du thorax en haut et en dehors. Ce large territoire de vascularisation cutanée offre la possibilité de réaliser de larges palettes cutanées. Un bilan préopératoire précis est nécessaire afin d'évaluer les possibilités de réalisation d'un tel lambeau : les cicatrices abdominales sectionnant les muscles grands droits doivent contre-indiquer son emploi. Il faudra se méfier des incisions basses ou des drainages pouvant avoir lésé le pédicule épigastrique inférieur. L'intégrité du pédicule épigastrique inférieur sera explorée par examen Doppler ou par un scanner injecté. La position de la ou des stomies (digestive, urinaire) ont été choisies et marquées en préopératoire (avec l'infirmière stomathérapeute). Si deux stomies (urinaire et digestive) sont prévues, le double marquage sera effectué dans la mesure du possible au niveau du grand droit controlatéral (gauche en général) afin de prévenir la survenue d'éventration péristomiale dont la fréquence est élevée lorsque la stomie est réalisée au niveau des muscles larges. Dans ce cas, la stomie digestive sera réalisée au-dessus de la stomie urinaire. Trois types de palettes cutanées peuvent être dessinés : la palette selon Taylor prélevant un lambeau parallèle à l'axe des arcs costaux selon un axe de l'ombilic à la pointe de l'omoplate ; la palette verticale (VRAM) qui est un lambeau cutané elliptique à grand axe vertical, son extrémité inférieure étant située au niveau de la région ombilicale et son extrémité supérieure au niveau de la région xiphoïdienne. La largeur du lambeau est fonction du type de reconstruction, une largeur de 10 cm est nécessaire pour obtenir un vagin de 4 cm de diamètre. La palette horizontale comporte une base centrée sur l'ombilic. Le lambeau est progressivement levé, le pédicule épigastrique inférieur est repéré, il aborde le muscle par son bord externe 4 à 6 cm au-dessus du pubis. Le muscle est sectionné au bord supérieur du lambeau après avoir ligaturé le pédicule épigastrique supérieur. La dissection prudente du pédicule épigastrique inférieur est réalisée, elle pourra être poussée jusqu'à l'origine de l'artère iliaque. Le néo-vagin est formé par tubulisation du lambeau (enroulé sur une bougie de Hégar) en suturant les bords du lambeau, la peau étant dans la lumière du tube, et la partie distale est suturée. Le néo-vagin est descendu dans le pelvis sans traction ni rotation du pédicule. La partie proximale du néo-vagin est suturée au niveau du périnée. Ce lambeau, nous le verrons plus loin, sera utilisé pour les reconstructions et couvertures cutanées. Au niveau du site donneur, l'aponévrose des droits est refermée par suture bord à bord à la partie basse. À la partie haute, un renforcement pariétal par treillis non résorbable est réalisé.

Une variante de ce lambeau est le TRAMP (Transversus and Rectus Abdominis Musculo-Peritoneal composite flap). Le muscle grand droit est prélevé avec la gaine postérieure des droits, le péritoine sous-jacent ainsi qu'une partie de la gaine du muscle transverse. La vascularisation comme pour le lambeau de grand droit est assurée par le pédicule épigastrique inférieur. Le lambeau est tubulisé, la lumière étant constituée par le péritoine qui progressivement s'épithélialise. La cavité doit être comblée avec du tulle gras (changé tous les 2 jours) pendant 15 jours, la patiente utilisera un dilatateur nocturne pendant 2 mois à l'issue desquels le péritoine sera épithélialisé. L'avantage de ce lambeau est de préserver la gaine antérieure des droits et de limiter ainsi la fragilité pariétale.

Le lambeau musculo-cutané du droit interne de la cuisse a été décrit par Pickrell en 1952, il permet une reconstruction limitée en raison de sa palette cutanée de petite taille. Il est utilisé pour une reconstruction partielle du vagin, car pour une reconstruction complète, il est nécessaire de réaliser un prélèvement bilatéral. Il sera utilisé en seconde intention en cas de nécrose du lambeau de grand droit ou si l'utilisation du grand droit n'est pas possible. Le point pivot de ce lambeau correspond au siège de pénétration du pédicule vasculaire dans le muscle et il est situé à 8 cm de l'insertion pubienne du muscle. Depuis ce point pivot, on repère l'extrémité proximale de la palette cutanée à 8 cm du point pivot. À partir de cette extrémité proximale, on dessine une palette de 13 cm de grand axe et 8 cm de large. Lors de la levée du lambeau, le pédicule nourricier est clairement identifié, il comporte deux veines, une artère et un nerf. Le nerf est sectionné afin de permettre un meilleur étalement du lambeau, mais aussi afin d'éviter la contraction musculaire lors des rapports. Lors d'une reconstruction vaginale complète, les deux lambeaux sont amenés au pelvis par un tunnel sous-cutané en regard de la branche ischio-pubienne (tunnel antérieur évitant la compression du pédicule lors de la station assise). Les lambeaux sont pivotés autour de l'axe du pédicule afin de faire face à l'opérateur. Les bords des lambeaux sont suturés afin de créer un néo-vagin qui sera réintroduit dans la cavité pelvienne et suturé.

L'entérocolpoplastie, ou reconstruction vaginale par un segment digestif, est une vieille histoire qui remonte à 1892 où une jeune patiente porteuse d'une agénésie vaginale avait eu une reconstruction vaginale par une anse sigmoïdienne. Cette technique doit évaluer la longueur d'intestin restant et sa vascularisation. Une intervention antérieure peut avoir déjà réséqué le sigmoïde et le rectum, et les autres reconstructions peuvent également consommer du tube digestif (reconstruction rectale, Bricker) pouvant induire

une accélération délétère du transit. Le sigmoïde, le côlon droit ou l'intestin grêle peuvent être utilisés. Si l'on utilise le sigmoïde, un segment colique de 8 à 10 cm est pédiculisé et amené dans le pelvis dans le sens anti-mésentérique après une rotation de 180°. La continuité digestive est rétablie, la brèche mésocolique est fermée, le néo-vagin est alors suturé au niveau de l'introïtus ou du vagin restant par des points séparés. Bien que classiquement décrite pour la reconstruction après pelvectomie, nous ne l'avons jamais utilisée, car les patientes ont déjà eu ou ont une résection du rectum, et du sigmoïde, que les pédicules sont en général courts pour permettre une descente à l'introïtus, et que cette partie du sigmoïde a été irradiée. Nous préférons utiliser le côlon droit.
La vascularisation du côlon droit provient de l'artère mésentérique supérieure, l'artère iléo-colique vascularise le cæcum, le côlon droit proximal et l'iléon terminal. La première phase de l'entérocolpoplastie consiste en la mobilisation du cæcum et du côlon droit. Un segment de 12 à 15 cm de la partie inférieure du côlon droit est isolé, avec préservation soignée de l'artère iléo-colique et de ses affluents. La technique de transillumination du mésocôlon est utile à cet effet. La zone avasculaire de Trèves, qui est un espace avasculaire entre l'artère mésentérique supérieure et l'artère iléo-colique, est ouverte et la branche iléale de l'artère iléo-colique identifiée, sectionnée et ligaturée. L'iléon distal est ensuite sectionné avec une agrafeuse afin de minimiser le risque de contamination. L'anse iléale distale est généralement utilisée pour la dérivation urinaire. Le mésocôlon est ensuite divisé en prenant soin d'éviter de blesser l'artère marginale. La longueur du côlon transposé doit être adaptée au niveau de la section vaginale. Généralement, un segment de 15 cm de long est suffisant et sera raccourci une fois le côlon abaissé au travers de l'introïtus afin de ne pas créer un vagin trop long. Afin d'augmenter la longueur du pédicule, le péritoine mésocolique entourant le vaisseau iléo-colique peut être incisé de façon prudente en barreau d'échelle. Cette procédure allonge le pédicule de 2 à 3 cm permettant une meilleure descente. Si un rétablissement de la continuité digestive est possible, il sera effectué par une anastomose coloanale différée si cela est possible ou une anastomose coloanale directe manuelle ou mécanique. Le rétablissement digestif est réalisé en premier, car la zone d'anastomose serait masquée par le néo-vagin. Un lambeau d'épiploon est fixé au plancher pelvien par des sutures

résorbables, en avant de l'anastomose coloanale. Le segment de côlon droit transposé est maintenant tourné dans le sens inverse des aiguilles d'une montre afin d'amener la partie distale du transplant vers la vulve. Le mésocôlon est positionné sur le côté droit du bassin et un soin particulier est apporté afin d'éviter la torsion du pédicule iléo-colique. Un écarteur *Lone Star* est utilisé pour maintenir l'ouverture vulvaire et le côlon transposé est ensuite accouché par l'ouverture vulvaire sans endommager le mésocôlon, et les vaisseaux. La partie distale du côlon excédentaire est réséquée. Le segment colique est lavé, puis suturé à l'introïtus. Le côlon droit bénéficie généralement d'un excellent apport sanguin via le pédicule iléo-colique et l'anastomose est réalisée sur un segment intestinal prélevé en dehors du champ d'irradiation. Cette technique permet d'adapter la longueur du greffon à chaque situation, car le côlon droit peut être raccourci s'il est trop long, et le cæcum redondant réséqué si nécessaire. De plus, le long pédicule vasculaire permet une anastomose sans tension jusqu'à l'orifice vaginal de la vulve. L'épiplooplastie interposée joue un rôle important dans la prévention du sepsis pelvien et aide à prévenir contre les fistules anastomotiques. Si la continuité digestive n'est pas rétablie, une épiplooplastie sera positionnée entre le sacrum et le néo-vagin afin d'éviter les adhérences et de créer un « matelas » pour prévenir les dyspareunies. Lors du retour au domicile, le néo- vagin est complètement cicatrisé, mais des inquiétudes peuvent exister en ce qui concerne les rapports sexuels. L'aide d'un sexothérapeute peut être utile pour apaiser diverses craintes. Les sécrétions muqueuses peuvent être gênantes pendant quelques semaines ou quelques mois, et nécessiter une irrigation vaginale pour évacuer ce mucus. Des spasmes peuvent être induits par les rapports et nécessiter la prise d'antispasmodique avant ceux-ci.

Références bibliographiques :
- Bridoux V., Kianifard B., Michot F., Resch B., Sibert L. & Tuech J.-J., « Transposed right colon segment for vaginal reconstruction after pelvic exenteration. », in *Eur. J. Surg. Oncol.*, 2010 Nov. ; 36(11) : 1080-4.
- Tuech J.-J., Bodin F., Bruant C. & Rodier J.-F., « Rectus abdominis myocutaneous flap reconstruction after pelvic surgery for cancer. », in *J. Chir.*, 2002 Dec ; 139(6) : 339-42.

- Tuech J.-J, Pinson J., Nouhaud F.-X., Wood G., Clavier T., Sabourin J.-C., Di Fiore F., Monge M., Papet E. & Coget J., « Total Pelvic Exenteration, Cytoreductive Surgery, and Hyperthermic Intraperitoneal Chemotherapy for Rectal Cancer with Associate Peritoneal Metastases: Surgical Strategies to Optimize Safety. », in *Cancers*, 2020 Nov 23 ; 12(11) : 3478. doi : 10.3390/cancers12113478

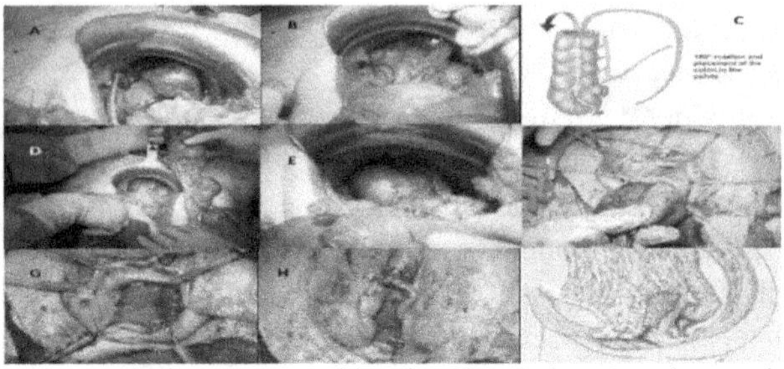

Reconstruction vaginale par transposition du côlon droit après pelvectomie totale :
A : anastomose colorectale basse
B : interposition d'épiploon entre l'anastomose colorectale et la future anastomose vaginale
C - D : prélèvement et rotation du côlon droit
E : néo-vagin dans le pelvis comblant l'espace pelvien
F : le côlon droit est extériorisé à la vulve, la zone ischémique est réséquée
G : anastomose entre le côlon et l'introitus
H : aspect de la vulve en fin d'intervention (© J.-J. Tuech).

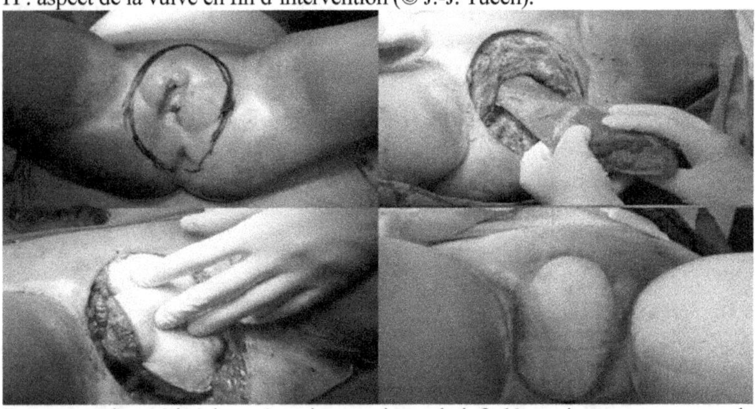

Reconstruction périnéale après pelvectomie totale infralévatorienne pour cancer de la vulve. Le lambeau de grand droit est descendu au travers de la cavité pelvienne. La palette cutanée est suturée, la différence de la couleur de la peau est due à la radiothérapie et cette différence persiste dans le temps (© J.-J. Tuech).

Indications thérapeutiques

Les indications thérapeutiques dépendent essentiellement de l'état du patient.

Facteurs pronostiques

Les indications dépendent de plusieurs facteurs. Rechercher des facteurs pronostiques, c'est établir une corrélation statistique entre un facteur clinique ou biologique, et l'évolution ultérieure de la maladie. Malgré les avancées de la prise en charge chirurgicale et de la radiothérapie, la survie des patients porteurs d'un carcinome s'est peu améliorée ces vingt dernières années.

La détermination d'un facteur pronostic peut permettre d'établir des sous-groupes de malades qui auront un comportement particulier nécessitant une prise en charge spécifique diagnostique et thérapeutique différente. Par exemple, le risque de métastases à distance est lié à l'envahissement ganglionnaire initial. Rechercher des facteurs pronostiques est un exercice difficile. En effet, les cancers des VADS s'intègrent dans une unité anatomique, fonctionnelle, histologique et étiologique. Ce sont en fait des cancers variés. La connaissance des éléments de pronostic suppose celle du comportement biologique et de l'histoire naturelle de chaque type de cancer. L'identification des facteurs liés au malade, à la tumeur et à la prise en charge thérapeutique est primordiale.

Facteurs dépendant du patient

Les facteurs liés à l'état du patient ont une importance fondamentale : âge avancé, altération marquée de l'état général, amaigrissement, état cardiaque. L'altération de l'état général se mesure par l'index de Karnofski ou par des scores associant des éléments cliniques, et biologiques. Toutefois, la simple évaluation basée sur le bon sens clinique donne de bons résultats reproductibles. Il existe aussi des situations cliniques particulières où il est difficile de dire si le mauvais pronostic est lié à l'agressivité de la tumeur ou au fait que le malade se défend mal contre le développement du cancer. Il s'agit des :

- carcinomes épidermoïdes de la cavité buccale survenant chez les sujets de moins de 40 ans et sans facteur de risque alcoolo-tabagique. Ils ont un pronostic très défavorable en cas d'envahissement ganglionnaire.
- carcinomes épidermoïdes chez les sujets immunodéprimés présentant des évolutions locorégionales et métastatiques, atypiques. Le pronostic est mauvais.
- tumeurs rapidement évolutives. Certaines tumeurs volumineuses ne sont pas de petites tumeurs qui ont été négligées, mais plutôt des tumeurs qui se sont développées rapidement. L'association tumeur volumineuse et temps d'évolution des signes cliniques courts (de l'ordre de quelques semaines) sont un élément de mauvais pronostic.
- poursuites évolutives tumorales qui surviennent dans les six mois suivant la fin du traitement initial. Alcool et tabac ne sont pas des contre-indications à celui-ci. Il faut un arrêt 15 jours avant.

Facteurs liés au traitement initial

Les populations de malades peuvent être traitées en fonction des centres de lutte contre le cancer, par chirurgie, radiothérapie ou chimiothérapie, et, parfois, par l'association de ces traitements, sans être dévastateur. Les résultats observés seront liés à la radiosensibilité, à la chimiosensibilité, à la capacité de réparation des lésions de l'ADN. Mais, c'est la bonne limitation des lésions permettant leur exérèse au large (R0) qui est importante pour l'efficacité du traitement.

Facteurs biologiques

L'identification de nouveaux marqueurs moléculaires et l'évaluation de leur intérêt pronostique sont d'intérêt majeur pour les cancers du sein, les neuroblastomes ou certains sarcomes. L'existence d'anomalies moléculaires au sein des cellules tumorales intervient directement dans la décision thérapeutique.

Dans la majorité des cas, les facteurs cliniques ainsi que les comorbidités ont un poids décisionnel majeur.

Plusieurs types de marqueurs moléculaires semblent avoir un intérêt pronostique.

. Les antioncogènes

Le principal gène suppresseur de tumeur, altéré dans les carcinomes épidermoïdes des VADS, est la P53 qui régule le cycle cellulaire et maintient l'intégrité du génome. La protéine P53 est altérée soit par la mutation de son gène, soit par la séquestration par d'autres protéines comme mdm-2 et E6 des papillomavirus. Ces altérations sont présentes dans plus de 50 % des cas et semblent liées au pronostic, et au contrôle locorégional chez les patients traités par chimiothérapie, et/ou radiothérapie.

. Activation de proto-oncogènes

La cycline D1 est le principal proto-oncogène activé dans 50 % des cas de carcinomes épidermoïdes des VADS. Elle permet la phosphorisation de la protéine du rétinoblastome et, ainsi, le passage d'un point de contrôle du cycle cellulaire en G1S. D'autres proto-oncogènes comme Bcl-2 sont parfois hyper exprimés.

. Facteurs de croissance micro-environnementaux

Certains facteurs de croissance angiogéniques comme le VEGF (*Vascular endothelial growth factor*) permettent la migration, la multiplication et la différenciation des cellules endothéliales. L'hyper expression du VEGF est liée au pronostic et au contrôle locorégional et métastatique. C'est un facteur de mauvais pronostic.

. La ploïdie

L'augmentation du contenu nucléaire en ADN signe d'instabilité chromosomique est un facteur dont la tendance est de donner plus de métastases et celle de répondre mieux à la chimiothérapie.

. Les marqueurs sérologiques

On cherche des marqueurs sérologiques des carcinomes épidermoïdes comme la fraction soluble de la Kératine 19 ou CYPHRA21. Les indications proposées sont les indications habituellement reconnues par un très grand nombre d'équipes.

À côté de ces indications « classiques », certaines équipes évaluent des techniques particulières sur des malades rigoureusement sélectionnés. Nous ne les avons pas retenus dans le cadre de ces schémas des indications thérapeutiques.

Les indications dépendent toujours bien sûr des données cliniques et tomodensitométriques de la tumeur, et des ganglions, mais aussi de l'extension générale, de l'état du patient, et de ses souhaits. Le geste chirurgical sur les aires ganglionnaires sera adapté à la topographie tumorale (unilatéral pour les lésions bien latéralisées, bilatéral dans les autres cas) et à l'état des aires ganglionnaires. On réalisera soit :

- un évidement complet radical dont il existe deux grands types :

. L'évidement complet radical classique qui enlève l'ensemble du tissu celluloganglionnaire de toutes les aires du cou ainsi que le sterno-cléido-mastoïdien (SCM), la jugulaire interne (JI) et le nerf spinal (XI) (aire SM =1 + aire sous- digastrique IIA + aire sus-et rétro spinale IIB + aire sus-omo-hyoïdienne III + aire sous-omo-hyoïdienne IV + aire spinale V). Il est indiqué lorsqu'il y a un ganglion palpable supérieur ou égal à 2,5 cm.

. L'évidement complet radical modifié (ERM) correspondant à l'évidement complet conservateur. Il enlève le tissu celluloganglionnaire de toutes les aires du cou en conservant le SCM, la JI et le XI. Il est indiqué lorsqu'il y a un ganglion palpable inférieur ou égal à 2.5 cm.

La taille de 2,5 cm résulte de travaux ayant démontré qu'au-delà de 2,5 cm, il y a un nombre important de ruptures capsulaires.

- un évidemment sélectif. Il s'agit d'un évidemment partiel que l'on réalise en cas d'absence de ganglion palpable (cou - N0). Il impose un contrôle histologique extemporané de façon à être complété en cas d'atteinte ganglionnaire.

On distingue :

. l'évidement sélectif sous-maxillaire (I) + sous-digastrique (IIA) + sus-omo-hyoïdien (III). C'est le type d'évidemment à réaliser dans les lésions de la cavité buccale ou de l'oropharynx N0.

. l'évidement sélectif sous-digastrique (IIA), sus-omo-hyoïdien (III). C'est le type d'évidemment que l'on réalise en cas de lésion laryngée Np.

Les modalités de la radiothérapie des cancers des VADS ont bénéficié ces dernières années de grandes modifications. En pratique, la radio-chimiothérapie concomitante s'impose dans le traitement des tumeurs avancées face à la radiothérapie seule à étalement classique. Ce qui pose question, c'est la chimiothérapie à administrer (drogues, doses et fréquence d'administration lors de l'irradiation). La radio-chimiothérapie concomitante se discute dans la radiothérapie exclusive des tumeurs de petit et moyen volume, car les réactions locales précoces et tardives sont plus importantes. Pour ce qui est de la radiothérapie postopératoire, la radio-chimiothérapie concomitante est indiquée lorsqu'il y a des signes de gravité : résection insuffisante, présence de rupture capsulaire ou d'embolies néoplasiques dans les lymphatiques.

Dans ce chapitre des indications, nous parlerons de « RTE » sans entrer dans les modalités précises de la radiothérapie qu'elle soit exclusive ou postopératoire, alors que lorsque la radio-chimiothérapie concomitante est admise par tous, nous le signalerons. Les doses de radiothérapie ne figurent pas dans ces schémas.
En règle générale, on délivre 65 à 70 GY en cas de radiothérapie exclusive ou postopératoire si N+R+ ou résection insuffisante, et 50 Gy en postopératoire si la résection est suffisante, et s'il n'y a pas de rupture capsulaire. De même, les aires ganglionnaires N0 ne reçoivent que 50 Gy lorsqu'il s'agit d'une irradiation exclusive.
Les schémas thérapeutiques actuellement utilisés sont précisés.
Ils concernent la langue mobile, le plancher buccal, la région rétromalaire, les lèvres, la loge amygdalienne, la base de langue, le voile du palais, la paroi postérieure de l'oropharynx, le larynx avec le plan glottique, l'étage sus-glottique, les trois étages, le sinus piriforme, la région rétro-crico-aryténoïdienne, la paroi postérieure de l'hypopharynx, le cavum, les cavités naso-sinusiennes, les glandes salivaires, la thyroïde en donnant la classification de T1 à T4 et en précisant le programme opératoire.

Le futur prometteur de la microchirurgie peut être l'instrument de transferts de tissus néoformés. La recherche s'est orientée, ces dernières années, vers la néoformation de tissus induits par culture cellulaire, par induction tissulaire par facteur de croissance, par thérapie génique, etc. Il s'agit bien entendu de recherches difficiles et dont il est encore prématuré de connaître les applications, et les résultats. La microchirurgie bénéficiera certainement de ces néo-fabrications tissulaires ou segmentaires.
Il est bien entendu encore trop tôt pour savoir dans quelles limites ces recherches seront un complément ou un supplément significatif aux autogreffes, ou autotransplantations réalisées actuellement, mais ce domaine est extrêmement fascinant. Les recherches doivent être encouragées pour l'ouverture de nouveaux champs susceptibles d'apporter des solutions. À des difficultés non encore résolues. Dans ce domaine des manipulations tissulaires, la France s'est aussi engagée aujourd'hui avec passion et créativité. Entre 2003 et 2006, D. Martin et V. Pinsolle ont construit une unité adaptée à l'apesanteur pour pouvoir opérer un être humain. Le 27 septembre 2006, ils ont opéré un homme de 47 ans en impesanteur.

Ces travaux s'intègrent dans un projet beaucoup plus vaste de développement de la téléchirurgie satellitaire au cours de vols paraboliques après avoir suturé une artère de 0,5 mm de diamètre.

Conclusions

Dans la majorité des carcinomes épidermoïdes, les seuls facteurs pronostiques actuellement utilisés sont cliniques. L'étude clinique doit intégrer la notion d'évolutivité tumorale et la notion de terrain sur lequel la tumeur survient. Quant aux facteurs biologiques, ils n'interviennent pas dans la prise de décision thérapeutique. De très nombreux marqueurs biologiques ont fait l'objet de recherches, toutefois ils sont liés aux facteurs pronostiques cliniques. Leur étude nécessite une méthodologie statistique rigoureuse : étude multi-variée, étude cas-témoins.

Ces méthodes statistiques permettent de tenir compte des facteurs cliniques, pronostiques. Pour valider un facteur biologique, il faut que différentes équipes confirment sa valeur pronostique par des méthodes biologiques simples et reproductives. Il faut que ces équipes étudient des populations homogènes de patients traités de façon comparable. Trouver des facteurs pronostiques biologiques est un enjeu complexe, mais important pour déterminer des sous-groupes de malades qui pourraient être traités de façon plus rationnelle. Le développement des techniques de puce à ADN qui étudient plusieurs centaines ou plusieurs milliers de facteurs biologiques devrait permettre de comprendre les relations des différents facteurs biologiques intervenant dans le développement de la tumeur et dans le pronostic. Ces techniques complexes nécessitent une méthodologie statistique rigoureuse pour espérer intervenir dans la prise en charge clinique du patient.

L'enseignement

À l'école de chirurgie des Hôpitaux de Paris (APHP) et à l'Université Pierre et Marie Curie.

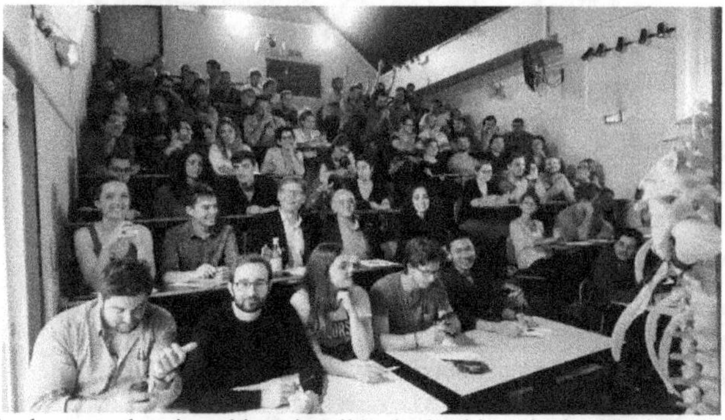

À la fin du cours de microchirurgie à l'école de chirurgie des Hôpitaux de Paris (APHP) en février 2020 du Pr M. A. Germain – Université Pierre et Marie Curie (© Josette Legagneux).

Certes, il existe un enseignement de l'anatomie à l'école de chirurgie des Hôpitaux de Paris et l'apprentissage des techniques chirurgicales est quotidien. Ces deux activités sont plus particulièrement attribuées à des moniteurs. La microchirurgie est plus spécifiquement mon domaine étant un microchirurgien de la première génération en France.
L'organisation de l'enseignement de la microchirurgie à l'école de microchirurgie des hôpitaux de Paris (APHP) comporte une année préparatoire, puis une année pour le diplôme universitaire de microchirurgie. L'année préparatoire comporte un enseignement théorique. Toutes les principales activités sont traitées : orthopédie, digestive, nerveuse, urologique, gynécologique. Un après-midi par semaine est consacré à pratiquer des sutures, d'abord sur des compresses, puis sur des tubes en silicone, puis sur les vaisseaux des rats.
Le diplôme universitaire de microchirurgie est délivré sous l'autorité de l'Université Pierre et Marie Curie où je poursuis l'enseignement actuellement.

Comment se réalise l'enseignement du D. U. (Diplôme universitaire) ?

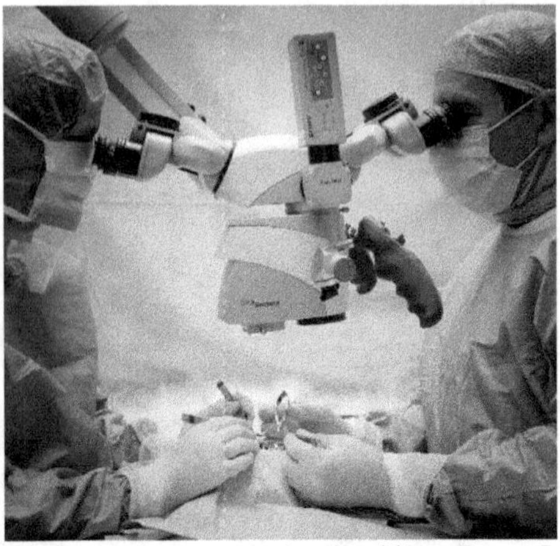

Michel Germain au microscope opératoire aidé par Josette Legagneux (© M. A. Germain).

Il comporte 25 heures de cours théoriques et 120 heures de travaux pratiques. Les étudiants doivent fournir un mémoire à la fin de l'année scolaire et je les ai souvent guidés. Une transplantation est relativement facile chez le rat : celle du rein, revascularisé sur les vaisseaux du rein gauche plus longs qu'à droite. Un rapport de leur activité de chirurgie expérimentale est demandé. Puis, l'examen écrit a lieu avec habituellement trois questions sur des sujets variés : une question de neurologie, une question de vasculaire, une question sur les lambeaux. L'examen technique dispose de la plus forte note de l'examen et dure deux jours. L'examen comporte trois demi-journées. L'animal utilisé est le rat. La souris est facile à élever, mais les calibres des vaisseaux sont vraiment minuscules. Le rat supporte beaucoup de choses, mais pas le saignement. L'examen comportait chez le rat :

. Dissection de l'aorte

. Anastomose porto-cave

. Anastomoses de vaisseaux de diamètre différent : entre l'aorte et l'artère iliaque

. Les sutures des nerfs (nerf sciatique).

Nous avons étudié différentes espèces de rat, lapin, chien, primate non humain comme le macaca fascicularis, le poisson en particulier

le dogfish, car il a un abdomen large. Au laboratoire, nous disposons de 2 000 rats qui sont très bien soignés : nourriture et boissons à volonté avec surveillance par un vétérinaire chaque semaine.
Les transplantations d'organes : le rein est un exemple relativement facile chez le rat à gauche, car de ce côté, les vaisseaux sont les plus longs qu'à droite. L'anesthésie des animaux se fait avec un mélange de kétamine et de chlorpromazine. Un médicament antidouleur est injecté en intramusculaire juste après l'anesthésie et, pour les rats conservés, un antalgique est placé dans le biberon de boisson avec de l'Aspégic ou du Doliprane. Dans tout travail expérimental, le traitement antalgique des animaux est une obligation et une nécessité fondamentale.

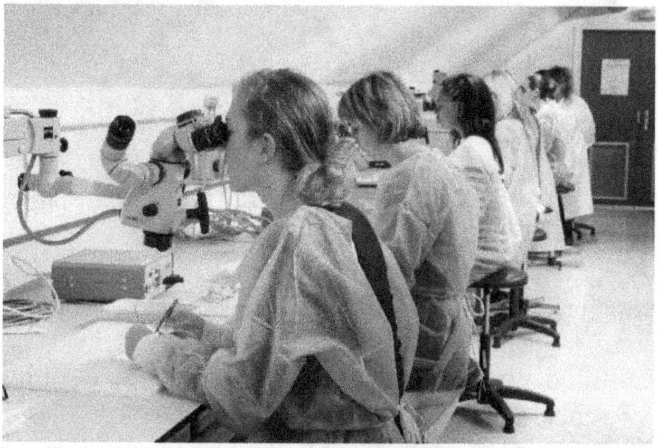

Les élèves travaillant au microscope opératoire à l'école de chirurgie (© Jean-Luc Vignes & Josette Legagneux).

Comment faire l'enseignement ? Comme déjà dit, l'audiovisuel, les dessins à la craie au tableau en parlant et en expliquant clairement restent d'actualité, comme le faisait nos maîtres, cette approche demeure essentielle. À l'école de chirurgie des Hôpitaux de Paris, nous disposons de 20 super vidéos montrant les techniques chirurgicales. Elles sont toutes consultables sur place.
Que penser d'Internet pour l'enseignement de la microchirurgie ? L'enseignement par cette technique n'est alors pas évident en microchirurgie pour l'apprentissage des gestes. La correction des gestes à distance est difficile à réaliser et l'explication est délicate. L'enseignement en se démarquant en microchirurgie n'est pas

facile. Nous n'utilisons pas Internet pour cette activité de microchirurgie. Avec Internet, on ne peut pas donner facilement d'explications au cours des sutures. Il est intéressant de connaître l'opinion dans les autres spécialités comme notamment la robotique où cela est peut-être plus facile en raison des consoles de deux opérateurs.

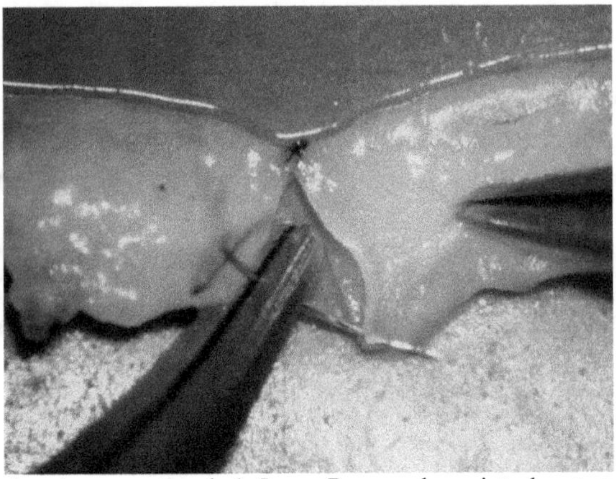

Anastomose artère de 1, 5 mm. Passage des points de suture (© M. A. Germain).

Les notes d'un étudiant révèlent-elles son intelligence ? Voici quelques remarques. À l'Université, ces notions ne sont pas fondamentales. Lorsque les notes sont mauvaises, l'élève pense qu'il est nul. Son parcours scolaire sera fragilisé. Les difficultés sont-elles liées à l'origine sociale ? Les parents font le choix de l'école de leur enfant, mais celle-ci est imposée par une carte scolaire, d'où l'obligation de scolariser l'enfant dans l'école du quartier de leur résidence. Les parents veulent le meilleur établissement pour leurs enfants. L'aisance financière facilite bien évidemment ceci et, dans ce cas précis, il est plus facile de sortir de cette carte scolaire. Toutefois, l'Université nécessite l'inscription avec les autorisations requises sans limitation de domicile. L'importance de la proportion de filles et d'élèves de couleur à l'école sur la réussite des élèves a été bien étudiée. Les attitudes et les performances scolaires convergent dans un même quartier. La Pr Caroline Hoxby de l'Université d'Harvard montre : *« que la proportion garçons/filles influe sur les résultats scolaires des enfants. Une présence élevée de filles favorise et améliore des résultats des élèves. De même, le taux de réussite des enfants blancs= Caucasiens est élevé lorsque la proportion de filles est importante. (...) Les enfants bêtes ou socialement défavorisés font baisser le niveau de toute la classe ».*

La solution est peut-être de limiter les contextes de comparaison. Ainsi, l'élève réduit ses interrogations sur sa valeur ou son classement. L'échec scolaire est une difficulté majeure de notre société. La mission de l'école et du professeur est difficile et participe à une logique sociale. Dans l'enseignement, notre rôle est aussi d'être novateur et visionnaire.

L'enseignement de la microchirurgie doit être réalisé à l'étranger et nous devons valoriser la France. J'ai réalisé trois missions officielles de microchirurgie en République populaire de Chine, plusieurs missions au Canada à l'Hôtel-Dieu de Québec, aux USA et des enseignements dans tous les pays d'Europe, en Afrique du Nord, en Israël, en Amérique du Sud (Brésil, Argentine).

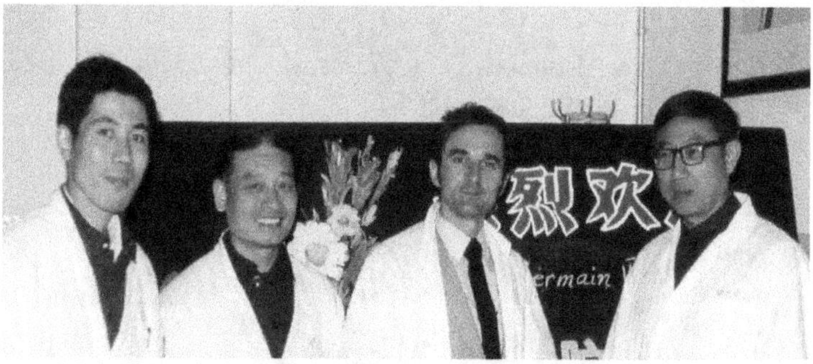

M. A. Germain entouré de professeurs de microchirurgie à Shanghai (© M. A. Germain).

Le caractère innovateur d'un petit groupe de microchirurgiens français a été mondialement reconnu. Le Groupe pour l'avancement de la microchirurgie, fondé en 1974, est une société respectée et l'un de ses fondateurs, et premiers présidents, Jacques Baudet, a eu la possibilité de faire connaître les réalisations des membres de cette société. Avec Willy Boeck, ils ont réussi la fondation de la World Society for Reconstructive Microsurgery, regroupant l'élite mondiale des microchirurgiens.

Références bibliographiques :

- Croizet J.-C & Neuville E., « Lutter contre l'échec scolaire au sein de la classe en agissant sur les préjugés de la réussite », in Toczek M. C. & Martinot D., *Le défi éducatif. Des situations pour réussir*, Armand Colin (éd.), Paris.

- Germain M. A., *René Leriche, pionnier de la chirurgie vasculaire*, Glyphe (éd.), Paris, 2008.

- Germain M. A., *La microchirurgie dans le monde*, Glyphe (éd.), Paris, 2011.

- Germain M. A., *Alexis Carrel, un chirurgien entre ombre et lumière*, L'Harmattan (éd.), Coll. Médecine à travers les siècles, Paris, 2013.

- Hoxby C., in Germain M. A., *Partager son savoir*, Fiacre (éd.), Paris, 2021.

- Joule R.-Y. & Monteil J.-M., *Perspectives cognitives, et conduites sociales*, Presses universitaires de Rennes, 2002, vol 8., pp. 181-192.

- Serafin D. & Buncke H., *Microsurgical composite tissue transplantation*, Mosby (ed.), 1979.

Conclusions

Le corps répare le corps, tel est le concept de cet enseignement et de cet ouvrage. Plusieurs conclusions sont avancées :
- d'abord les autotransplants tissulaires ou articulaires ont permis de reconstruire des régions difficiles, faute d'avoir des solutions et donc de pratiquer une exérèse large R0, comme les lambeaux à pédicules insuffisants (ex. : le scalp).
- permettre des exérèses larges R0. Toutefois, il faut éviter d'être dévastateur et il convient de pratiquer une désescalade dans les exérèses tissulaires et lymphatiques.
- permettre de donner une bonne qualité de vie aux patients avec la reprise du travail, de la vie sociale et familiale.

Deux chirurgiens, Alexis Carrel à l'Institut Rockefeller en 1906, puis Jacobson à New York en 1960, ont développé la réalisation des microanastomoses vasculaires et celle des microtransplants. Depuis 1970, plusieurs équipes dans le monde se sont intéressées à la microchirurgie et ont contribué à son développement : microscope et instruments. Quelques auteurs ont développé les microclamps vasculaires et les instruments de microchirurgie. En effet, les anastomoses vasculaires et nerveuses doivent se réaliser sans tension. La suture manuelle au fil demeure la technique de base des microanastomoses vasculaires ou nerveuses. D'autres méthodes ont été développées : colle, laser, microagrafes non transfixiantes. Elles sont encore marginales.

Le développement de la microchirurgie a été possible grâce à l'intervention du microscope opératoire initialement monoculaire, puis binoculaire. Voir mieux permet de faire mieux.

D'abord au stade d'enfant, la microchirurgie a connu une adolescence mouvementée avec de vives réactions de la part des chirurgiens conventionnels qui se demandaient quel était l'intérêt de cette technique. Elle est devenue à présent adulte et toutes les spécialités y ont recours : chirurgie des membres, de l'extrémité cervico-faciale, du tronc, des nerfs, du système nerveux, des lymphatiques, en urologie, en gynécologie. La microchirurgie est incontournable dans les cas difficiles, insolubles, en particulier pour la reconstruction après exérèse de volumineuses tumeurs que l'on ne pouvait traiter que de façon palliative, faute de moyens de reconstruction et avec des résultats médiocres. Certes, la micro-chirurgie nécessite un investissement personnel et technique important, et a un coût élevé, mais elle permet une bonne qualité de vie aux malades. C'est l'objectif médical recherché.

Il faut être bon et généreux. En particulier avec trois types de personnes : notre famille, nos patients et nos résidents parce que ces gens se souviendront toujours de nous. Un des buts de cet ouvrage est de donner de l'espoir aux malades. Il faut les aider à se reconstruire.

Bibliographie

- Abou Altout S., Taleb C. & Liverneaux P., « Télémédecine et urgences mains : étude de faisabilité. », in *Ann. Chir. Plast. Esth.*, 2009 ; 3.

- Bontemps P., Badet J.-M., Marandas P., Jung G.-M. & al., *Carcinomes des voies aérodigestives supérieures : évaluation prospective des modalités de découverte des cancers métachrones*, étude du Gettec, EDK (éd.), Paris,1999.

- Bressler L., « Place de l'assistance robotique par le système Da Vinci en chirurgie digestive et endocrinienne. », in *Ann. Chir.*, 2006 ; 131 : 299-301.

- Brugère J., Blache R. & Cachin Y., « Extension métastatique des épithéliomas épidermoïdes des voies aérodigestives supérieures/ Bilan de l'autopsie de 220 malades. », in *Bull. Cancer*, 1972.

- De Raucourt D., Rame J.-P., Jacob J., Rivière A. & al., « Intérêt carcinologique de la surveillance à long terme des carcinomes des voies aérodigestives supérieures. À propos d'une série de 1248 cas traités au Centre F. Baclesse. », in *Cancers des voies aérodigestives supérieures, l'avant et l'après-traitement. Quel bilan ? Quel suivi ?* par Luboinski B., EDK (éd.), Paris, 1999.

- Du Boys D., *Les métastases des cancers du larynx et de l'hypopharynx. À propos de 261 cas répertoriés dans une population de 1593 malades (1974-1980) à l'Institut Gustave Roussy*, Thèse Doct. Méd., Paris XI-Paris Sud, 1985.

- Germain M. A. & Marandas P., *Cancers des voies aérodigestives supérieures. Données actuelles*, Masson (éd.), Paris, 2004.

- Germain M. A., *René Leriche, pionnier de la chirurgie vasculaire*, Glyphe (éd.), Paris, 2009.

- Germain M. A., *Les lambeaux cutanés dans la réparation des pertes de substance du nez*, Ellipses (éd.), 2009.

- Germain M. A., *La microchirurgie dans le monde*, Glyphe (éd.), Paris, 2011.

- Germain M. A., *Les sarcomes osseux chez l'enfant. Une longue histoire*, L'Harmattan (éd.), Coll. Médecine à travers les siècles, Paris, 2018.

- Germain M. A., Demers G., Mamelle G., Juliéron M. & al., « Reconstruction de l'étage moyen de la face par transplants libres. », in *Chirurgie*, 1999.
- Hidalgo D. A. & Pusic A. L., « Free-flap mandibular reconstruction: a 10-year follow -up study. », in *Plast. Reconstr. Surg.*, 2002.
- Julieron M., Germain M. A., Schwaab G., Margainaud J.-P. & al., « Apport des lambeaux libres osseux dans la réhabilitation esthétique et fonctionnelle après mandibulectomie interruptrice. À propos de 38 cas. », in *Ann. Otolaryngol.*, 1996.
- Liverneaux P. H., *Live surgery*, L'Harmattan (éd.), Paris, 2018.
- Magalon G. & Mitz V., Les *Lambeaux pédiculés musculaires et musculo-cutanés*, Masson (éd.), Paris, 1984.
- Mamelle G., Koka V., Lusinchi A., Bourhis J. & al., « La chirurgie de rattrapage dans les récidives de volumineuses tumeurs des voies aérodigestives supérieures traitées par radiothérapie première. », in *Traitement des récidives locorégionales des cancers des voies aérodigestives supérieures*, par Baillet F., EDK (éd.), Paris, 2001.
- Marandas P., Charrier J.-B., Temam S., Bourhis, Mamelle G. & al., « Les carcinomes épidermoïdes du voile du palais. Le problème des deuxièmes cancers. À propos de 98 cas traités à l'IGR de 1986 à 1992. », in *Les cancers de l'oropharynx*, par Beauvillain de Montreil C., EDK (éd.), Paris, 2002.
- Marandas P., « Les troubles de la déglutition après radiothérapie des voies aérodigestives supérieures. », in *Cahiers d'ORL*, 2001.
- Missana M.-C., Laurent I., Germain M. A., Lucas S. & Barreau L., « Long-term oncological results after 400 skin-sparing mastectomies. », in *J. Visc. Surg.*, 2013.
- Missana M.-C., Blot F. & Germain M. A., « Treatment of infected breast implant in reconstructive surgery. », in *Ann. Chir. Plast. Esthet.*, 2012.
- Perrin A., Brasnu D., Menard D., Fabre A. & al., « Les cancers du voile du palais. À propos de 135 cas. », in *Ann. Otolaryngol.*, 1986.
- Poissonet G., Pivot X., Dassonville O. & al., « Facteurs pronostiques et survie après traitement chirurgical des récidives des cancers de l'oropharynx. Traitement des récidives locorégionales des cancers des voies aérodigestives supérieures. », in *Traitement des récidives locorégionales des cancers des voies aérodigestives supérieures*, par Baillet F., EDK (éd.), Paris, 2001.

- Serafin D. & Buncke H. J., *Microsurgical composite tissue transplantation*, The Mosby Company, 1979.
- Stoicheff M. L, « Voice following radiotherapy. », in *Laryngoscope*, 1975.
- Troell R. & Terris D., « Detection of metastases from head and neck cancers. », in *Laryngoscope*, 1995.
- Urken M. I., Buchbinder D., Weinberg H., Vickery C. & al., « Functional evaluation following microvascular oromandibular reconstruction of the oral cancer patient-a comparative study of reconstructed and non-reconstructed patients. », in *Laryngoscope*, 1991.
- Wang C. C., « Decision making for reirradiation of oropharynx carcinoma. », in *Int. J. Radiat. Oncol. Biol. Phys.*, 1993.
- Zanaret M., Giovanni A., Bonnefille E. & al., « La laryngectomie frontale antérieure reconstructive. Résultats à long terme dans les T2 du plan glottique. », in *Ann. Oto. Laryngol.*, Paris, 1995.

Remerciements

Une grande dette de gratitude me lie à tous ceux qui m'ont aidé dans mes efforts et dans mes recherches. La liste serait trop longue pour les citer tous. Par conséquent, je me limiterai donc aux plus proches. Ma reconnaissance va à tous ceux qui me soutiennent depuis si longtemps et qui m'encouragent sans faillir, en me donnant de leur temps généreusement et librement.

Mon épouse Anne qui m'a supporté tout ce temps et m'a soutenu, par son écoute, son dynamisme et sa joie de vivre.

Les membres de la bibliothèque de l'Académie nationale de Médecine, tout particulièrement son directeur dynamique, rigoureux et bienveillant, M. Jérôme Van Wijland.

Les professeurs :

- Michot F., Tuech J.-J.

Les docteurs :

- Missana Marie-Christine,
- Gandar Mathilde,
- Mitz Vladimir,
- Vignes Jean-Luc,
- Legagneux Josette,
- Saaristo Anne (Helsinki),
- Tout particulièrement, je remercie le Dr Xavier Riaud, directeur de la collection Médecine à travers les siècles aux Éditions L'Harmattan, pour toute son aide, ses corrections et son travail de mise en pages. En acceptant mon livre, en lui donnant le soutien de sa puissante réputation, la célèbre maison, honneur de l'édition française, démontre avoir su préserver les plus belles traditions, le sens des responsabilités et la diffusion de la vérité.

Table des matières

Structures éditoriales du groupe L'Harmattan

L'Harmattan Italie
Via degli Artisti, 15
10124 Torino
harmattan.italia@gmail.com

L'Harmattan Hongrie
Kossuth l. u. 14-16.
1053 Budapest
harmattan@harmattan.hu

L'Harmattan Sénégal
10 VDN en face Mermoz
BP 45034 Dakar-Fann
senharmattan@gmail.com

L'Harmattan Cameroun
TSINGA/FECAFOOT
BP 11486 Yaoundé
inkoukam@gmail.com

L'Harmattan Burkina Faso
Achille Somé – tengnule@hotmail.fr

L'Harmattan Guinée
Almamya, rue KA 028 OKB Agency
BP 3470 Conakry
harmattanguinee@yahoo.fr

L'Harmattan RDC
185, avenue Nyangwe
Commune de Lingwala – Kinshasa
matangilamusadila@yahoo.fr

L'Harmattan Congo
219, avenue Nelson Mandela
BP 2874 Brazzaville
harmattan.congo@yahoo.fr

L'Harmattan Mali
ACI 2000 - Immeuble Mgr Jean Marie Cisse
Bureau 10
BP 145 Bamako-Mali
mali@harmattan.fr

L'Harmattan Togo
Djidjole – Lomé
Maison Amela
face EPP BATOME
ddamela@aol.com

L'Harmattan Côte d'Ivoire
Résidence Karl – Cité des Arts
Abidjan-Cocody
03 BP 1588 Abidjan
espace_harmattan.ci@hotmail.fr

Nos librairies en France

Librairie internationale
16, rue des Écoles
75005 Paris
librairie.internationale@harmattan.fr
01 40 46 79 11
www.librairieharmattan.com

Librairie des savoirs
21, rue des Écoles
75005 Paris
librairie.sh@harmattan.fr
01 46 34 13 71
www.librairieharmattansh.com

Librairie Le Lucernaire
53, rue Notre-Dame-des-Champs
75006 Paris
librairie@lucernaire.fr
01 42 22 67 13

www.ingramcontent.com/pod-product-compliance
Lightning Source LLC
LaVergne TN
LVHW010924061026
849535LV00007B/2227
* 9 7 8 2 3 3 6 4 6 6 6 3 7 *